国家级技工教育规划教材

全国技工院校医药类专业教材

# 医药应用文写作

王 鹏 毛 婷 主编

中国劳动社会保障出版社

**图书在版编目（CIP）数据**

医药应用文写作/王鹏，毛婷主编 . -- 北京：中国劳动社会保障出版社，2023
全国技工院校医药类专业教材
ISBN 978 - 7 - 5167 - 5855 - 7

I. ①医… Ⅱ. ①王… ②毛… Ⅲ. ①医药学 - 应用文 - 写作 - 技工学校 - 教材 Ⅳ. ①R

中国国家版本馆 CIP 数据核字（2023）第 154422 号

**中国劳动社会保障出版社出版发行**

（北京市惠新东街 1 号　邮政编码：100029）

\*

北京市科星印刷有限责任公司印刷装订　　新华书店经销

787 毫米×1092 毫米　16 开本　13.75 印张　297 千字
2023 年 9 月第 1 版　　2023 年 9 月第 1 次印刷
定价：40.00 元

营销中心电话：400 - 606 - 6496
出版社网址：http://www.class.com.cn

# 《医药应用文写作》编审委员会

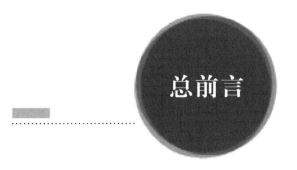

# 总前言

为了深入贯彻党的二十大精神和习近平总书记关于大力发展技工教育的重要指示精神，落实中共中央办公厅、国务院办公厅印发的《关于推动现代职业教育高质量发展的意见》，推进技工教育高质量发展，全面推进技工院校工学一体化人才培养模式改革，适应技工院校教学模式改革创新，同时为更好地适应技工院校医药类专业的教学要求，全面提升教学质量，我们组织有关学校的一线教师和行业、企业专家，在充分调研企业生产和学校教学情况、广泛听取教师意见的基础上，吸收和借鉴各地技工院校教学改革的成功经验，组织编写了本套全国技工院校医药类专业教材。

总体来看，本套教材具有以下特色：

第一，坚持知识性、准确性、适用性、先进性，体现专业特点。教材编写过程中，努力做到以市场需求为导向，根据医药行业发展现状和趋势，合理选择教材内容，做到"适用、管用、够用"。同时，在严格执行国家有关技术标准的基础上，尽可能多地在教材中介绍医药行业的新知识、新技术、新工艺和新设备，突出教材的先进性。

第二，突出职业教育特色，重视实践能力的培养。以职业能力为本位，根据医药专业毕业生所从事职业的实际需要，适当调整专业知识的深度和难度，合理确定学生应具备的知识结构和能力结构。同时，进一步加强实践性教学的内容，以满足企业对技能型人才的要求。

第三，创新教材编写模式，激发学生学习兴趣。按照教学规律和学生的认知规律，合理安排教材内容，并注重利用图表、实物照片辅助讲解知识点和技能点，为学生营造生动、直观的学习环境。部分教材采用工作手册式、新型活页式，全流程体现产教融合、校企合作，实现理论知识与企业岗位标准、技能要求的高度融合。部分教材在印刷工艺上采用了四色印刷，增强了教材的表现力。

本套教材配有习题册和多媒体电子课件等教学资源，方便教师上课使用，可以通过技工教育网（http://jg.class.com.cn）下载。另外，在部分教材中针对教学重点和难点制作了演示视频、音频等多媒体素材，学生可扫描二维码在线观看或收听相应内容。

本套教材的编写工作得到了河南、浙江、山东、江苏、江西、四川、广西、广东等省（自治区）人力资源社会保障厅及有关学校的大力支持，教材编审人员做了大量的工作，在此我们表示诚挚的谢意。同时，恳切希望广大读者对教材提出宝贵的意见和建议。

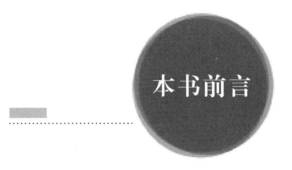

本书前言

应用文是党政、国家机关、企事业单位、社会团体和个人在日常工作、生活中为处理公私事务使用的具有实用价值和惯用格式的书面交际工具。随着现代科技和信息交流的迅速发展，应用文作为信息载体和交际工具已经渗透到社会生活的各个领域。党的二十大报告第五部分提出"实施科教兴国战略，强化现代化建设人才支撑"，这是中国共产党全国代表大会报告第一次单独成章对教育、科技、人才工作进行一体部署，其中明确指出"加强基础学科、新兴学科、交叉学科建设"以及"加大国家通用语言文字推广力度"，进一步为应用文教学、写作等指明了方向。

在加快构建现代职业教育体系的当下，应用文写作课程已经逐步成为技工院校开设的一门综合性、实践性公共基础课。《医药应用文写作》根据技工院校医药类专业培养目标、就业方向及职业能力要求，在行业企业调研、专家访谈、工作任务提取与转化的基础上，由河南医药健康技师学院、江西省医药技师学院和杭州第一技师学院 3 所院校 8 名从事一线教学的教师悉心编写而成，旨在全面反映医药行业职业能力标准和人才需求特点。

1. 坚持一体化教学理念。本教材坚持一体化教学理念，按照"学习目标、创设情境、明确任务、知识橱窗、范文引领、任务实施、展示评价、拓展阅读、思考与练习"等环节进行编排，采用"任务来源—任务实施—任务评价—任务完成"的闭环教学思维，切实提升技工院校学生的医药应用文写作能力。教学内容来源于岗位工作任务，教学成果服务于岗位工作需求，充分体现了理论联系实际的一体化教学理念。

2. 体现医药专业特色。本教材结合医药类专业相关岗位实际，紧贴岗位需求，按照职业发展脉络，精心选择23个医药类专业常用的应用文种，分别收录于日常基础、行政公文、医药事务和职业规划四大类中；在创设情境、范文引领、拓展阅读等方面尽显医药特色。本教材既可为技工院校医药类专业教学之用，亦可供相关专业培训和继续教育使用。

3. 彰显思政育人元素。本教材秉持为党育人、为国育才的时代责任，充分挖掘医药应用文课程所蕴含的实事求是、诚实守信、精益求精、严谨务实的思想政治教育元素，"学习目标"中依据文体特点明确思政目标，"思政点拨"设置与任务学习有关的思政点，潜移默化中将思政育人统一于"坚持立德树人任务，厚植爱党爱国情感"。

4. 传承中华优秀传统文化。为弘扬中华优秀传统文化，本教材在拓展阅读中设置"书海拾贝"模块，既是对课堂教学的有益补充，又是对中华优秀传统文化的梳理传承，丰富了教材使用的趣味性。

本教材由王鹏、毛婷担任主编。参与日常基础类应用文编写的有王鹏、毛婷、王晗琦、王秋晗，参与行政公文类应用文编写的有王鹏、毛婷、李娜平、方梦婕、涂家琳，参与医药事务类应用文编写的有李娜平、王秋晗、智阳阳、王晗琦，参与职业规划类应用文编写的有王鹏、毛婷、李娜平、方梦婕、涂家琳。全书由河南医药健康技师学院卢娜、杭州第一技师学院彭丽萍主审。

编写出版本教材，参考了相关作者和编者出版或发表的有关教材、书刊、网络内容等资料，也得到了中国劳动社会保障出版社有关专家和河南医药健康技师学院、江西省医药技师学院、杭州第一技师学院等院校领导的指导与支持，在此一并表示诚挚谢意！囿于编者能力及水平，书中若存在疏漏、不足之处，敬请广大读者批评指正。

编者

2023 年 6 月

# 目 录

**第一章　日常基础类** ……………………………………………………………………… 1

　　学习任务一　条据 ………………………………………………………………………… 1

　　学习任务二　启事 ………………………………………………………………………… 11

　　学习任务三　申请书 ……………………………………………………………………… 20

　　学习任务四　简报 ………………………………………………………………………… 27

　　学习任务五　演讲稿 ……………………………………………………………………… 35

　　学习任务六　解说词 ……………………………………………………………………… 44

**第二章　行政公文类** ……………………………………………………………………… 53

　　学习任务一　通知 ………………………………………………………………………… 53

　　学习任务二　请示 ………………………………………………………………………… 60

　　学习任务三　计划 ………………………………………………………………………… 68

　　学习任务四　总结 ………………………………………………………………………… 77

　　学习任务五　函 …………………………………………………………………………… 87

　　学习任务六　会议纪要 …………………………………………………………………… 95

**第三章　医药事务类** ……………………………………………………………………… 105

　　学习任务一　药品说明书 ………………………………………………………………… 105

　　学习任务二　海报 ………………………………………………………………………… 116

　　学习任务三　活动策划书 ………………………………………………………………… 124

　　学习任务四　调查报告 …………………………………………………………………… 132

　　学习任务五　实验报告 …………………………………………………………………… 151

　　学习任务六　医药广告文案 ……………………………………………………………… 160

**第四章 职业规划类** ························································· 167

学习任务一 职业规划书 ·················································· 167

学习任务二 毕业论文 ···················································· 177

学习任务三 求职信 ······················································ 182

学习任务四 个人简历 ···················································· 191

学习任务五 述职报告 ···················································· 200

# 第一章

## 日常基础类

 **本章导读**

日常基础类应用文是人们在日常工作、学习和生活中，办理公务、处理私事时所使用的一类实用性文体。本章包括条据、启事、申请书、简报、演讲稿、解说词6项学习任务，学习时需要联系日常实际，重点掌握日常基础类应用文的写作格式和要求，根据有关情境选择合适的应用文体，撰写或修缮合乎规范的应用文。

写作条据和简报时，要特别注意其格式和要求；写作启事和申请书时，要特别关注事项表述的完整性和简洁性；写作演讲稿和解说词时，在关注格式和写法的同时还需关注文稿的逻辑性和文学性。

## 学习任务一　条据

 **学习目标**

1. 正确认识条据的分类及用途。
2. 掌握条据写作格式和要求，准确、规范书写各类条据。
3. 培养诚实守信的契约精神。

 **创设情境**

按照学院要求，住校学生周日晚上需要到班进行晚自修。2021级药剂1班的王勤是住校生，因为叔叔的婚礼刚好在周日举行，晚上无法返校参加晚自修。因此需要向班主任张老师请假。

王勤的爸爸王益正在婚礼现场帮忙，接到酒水供应公司（ET公司）送来的婚宴酒水饮料，××牌 52 度的白酒共计 5 箱，××牌 250 mL 的椰汁饮料共计 50 瓶。双方清点完毕后，ET 公司需要王勤的爸爸出具一张收条。王勤因在校刚学过收条写作，决定代爸爸写这张收条。

那么应该如何完成请假条和收条的写作呢？

 **明确任务**

根据创设情境，帮助王勤传达信息，完成以上两张条据的写作。

任务 1. 思考两张条据的写作缘由。

任务 2. 思考两张条据的写作内容和写作要求。

任务 3. 思考写作两张条据时需要注意的事项。

 **知识橱窗**

### 一、知识要点

条据，是便条、字据的统称。根据其内容与性质，一般分为两类：说明性条据与凭证性条据。说明性条据是为了说明、告知某件事情，如请假条、留言条、便条等；凭证性条据是为办事方便而出具的或用于留存的某种凭据，如借条、收条、领条、欠条等。条据的特点见表 1-1-1。

| 表 1-1-1 | 条据的特点 |
| --- | --- |
| 特点 | 说明 |
| 说明性 | 条据行文要遵循说明文的语言规范，讲求真切，陈述事实。一般涉及时间、事由、去向、用途、数目等诸多重要信息 |
| 凭证性 | 一般而言，说明性条据与凭证性条据，常常作为一种凭证存在。其中，说明性条据一般只有告知作用，通常情况下，不具备法律效力；而凭证性条据可作为证据和凭证，经过公证处公证后，可具备充分的法律效力 |
| 便捷性 | 条据体量小、内容简短、开门见山，行文通俗易懂，使用灵活方便 |

### 二、写作指南

1. 说明性条据

说明性条据的构成要素包括标题、称谓、正文、结语和落款。

（1）标题。按照条据属性，在行文第一行居中位置写标题，例如请假条、留言条等。

（2）称谓。称谓是对对方的一种称呼。位于标题下一行，顶格写，后面加冒号。称呼的方式要根据双方的关系确定。上下级之间、师生之间、长幼之间要用敬称"姓氏＋职务（关系）"，例如李经理、王老师、张爷爷等，其他关系可以按生活中的习惯进行称呼。

（3）正文。正文要写明告知接收方的事项，常涉及时间、事由、去向、期限等。请假条的结尾，可写上类似"特此请假"的文字。

（4）结语。说明性条据中，请假条需要加上致敬语，例如此致、敬礼。一般从正文后另起一行空两格书写"此致"，再另起一行顶格写"敬礼"。而留言条、便条一般用于家人、朋友之间，无须加上致敬语。

（5）落款。说明性条据的落款，一般置于行文的右下角，需要附上署名及成文日期。署名在上，日期在下。

**模板如下：**

**请假条**

×××：

　　我因××××××××，需要请假××天。请假时间自××××年××月××日至××××年××月××日，返校时间为×××××。特此请假，恳请批准。

　　此致
敬礼!

×××（署名）

××××年××月××日

**留言条**

×××：

　　××××××××××××××××××××××××××××（具体留言事项）。

×××（署名）

××××年××月××日

2. 凭证性条据

凭证性条据的构成要素包括标题、正文和落款。

（1）标题。首行居中写明条据名称，表明条据性质，如借条、收条、欠条等。

（2）正文。正文一般包括引语、主体部分及结束语。标题的下一行空两格书写正文。

引语即开篇语，如"今借到""今领到"等。

主体部分写明条据的主体内容。例如，借条需要写明被借方的姓名、所借的物品或钱财及其相关数量、借期、归还日期等内容。若被借方是单位，还应加上所借缘由。所涉及物品数量或欠款金额需要大写，如为整数，则数字末尾要加上"整"字，防止被修改。

结束语即在主体部分后紧跟"此据"结束正文，"此据"也可另起一行空两格书写，以示郑重。

（3）落款。落款包括署名和日期。于条据的右下方，写明当事人的姓名及成文日期；如为单位，需要写明单位名称及经办人，加上成文日期。

**模板如下：**

借条

今（兹、现）借到×××（向谁借的）××××××（借了什么）××××××（借了多少）××××××（有无利息及支付总额），××××××（何时归还）。

此据

×××（署名）<br>××××年××月××日

收条

今（兹、现）收到××××××（某单位/某人）××××××（物品名称）××××××（数量）。

此据

×××（署名）<br>（经办人：×××）<br>××××年××月××日

领条

今（兹、现）领到××××××（某单位/某人）××××××（物品名称）××××××（物品规格）××××××（物品数量）。

此据

×××（署名）<br>××××年××月××日

欠条

今（兹、现）欠××××××（某单位/某人）×××（币种）××××××（金额），定于××××××（还款时间）还清。

此据

×××（署名）<br>××××年××月××日

欠条

原借到×××××（某单位/某人）×××（币种）××××××（金额），已还×
×××××（金额），尚欠××××××（金额），定于××××××（还款时间）还清/
如数付清。

此据

×××（署名）
××××年××月××日

### 三、注意事项

1. 写作说明性条据的注意事项

（1）请假条若是他人代笔，需要署上代笔人的姓名，且要写清代笔人与请假人的关系。

（2）说明性条据写作不可涂改，留白不可过多，字迹不可过于潦草。条据的写作及使用，要具有说服力，不可让人质疑。

（3）说明性条据附带请求时，措辞要谦恭、礼貌。

（4）留言条可以不附带标题，结语处也无需加上敬语。

（5）托事条常由他人代为转交，因而务必翔实说明所托之人、所托之事、具体要求及本人身份等信息。相关钱款数额、物品数量等数字需要大写。托事条若是用于办公场合，结语处仍需加上敬语。

2. 写作凭证性条据的注意事项

（1）表示钱款数额、物品数量等的数字必须要用大写（壹、贰、叁、肆、伍、陆、柒、捌、玖、拾、佰、仟、万），内容书写紧密，不可留白，且要标明计量单位。

（2）凭证性条据写作切忌使用铅笔或者易褪色的水笔，最好使用钢笔或圆珠笔等，避免保存不当，难以辨别，以及被他人轻易修改，造成损失。

（3）凭证性条据不可修改，如确需改动，则应在修改处加盖公章或按下手印。

（4）用词准确，不能有歧义。理解"借给"与"借"的区别，"收"与"付"的区别。

（5）单位与单位之间写作的条据，需要写清单位全称。条据上涉及的姓名要完整，不可使用绰号或出现有姓无名或者有名无姓的情况。

（6）内容单一化，一文一事。做到字斟句酌、细节清晰、环节明朗、时间明确。

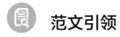 范文引领

例文一

请假条

章老师：

　　您好！因家中哥哥结婚，我需回湖州参加婚礼，故需要请假壹天。请假时间：2022 年 9

月 7 日至 2022 年 9 月 8 日，8 日早晨返校。特此请假，恳请批准。

此致
敬礼！

何楠

2022 年 9 月 6 日

**例文二**

借条

今借到体育器材室羽毛球球拍壹套及排球陆个，用于班级户外体育活动。于本月 7 日归还。此据。

药剂 202 体育委员 黄语

2022 年 9 月 5 日

**例文三**

欠条

原借到黎一人民币壹佰元，已还叁拾元，尚欠柒拾元，定于 2022 年 9 月 30 日还清。此据

陈承

2022 年 9 月 7 日

**例文四**

收条

今收到 UA 公司 DL 牌 2B 铅笔壹仟支。此据。

经办人：孔路

（加盖单位公章）

2022 年 10 月 7 日

**例文五**

领条

今领到中药社香囊壹佰个。此据。

张泽

2022 年 10 月 7 日

**任务实施**

## 一、拟写提纲

标题　　　　　　　　　　　　　　　　请假条

称谓　　×××：

正文　　　　因为××××××（事由），请假××天，返校时间：××××××。特此请假，恳请批准。

结语　　　　此致
敬礼！

落款　　　　　　　　　　　　　　　　　　　×××
　　　　　　　　　　　　　　　　　　××××年××月××日

标题　　　　　　　　　　　　　　　　收条

正文　　　　今收到××××××（单位名称）××××××（物品名称）××××
××（规格数量）。
　　　　　　此据

落款　　　　　　　　　　　　　　　　　　　×××
　　　　　　　　　　　　　　　　　　××××年××月××日

## 二、起草正文

## 三、检查修改

易错点解析：

1. 请假条

（1）易漏写标题。

（2）未顶格书写称呼，称呼后未加冒号。

（3）称呼后未另起一行空两格书写正文。

（4）请假的事由交代不清，内容说明过于笼统。

（5）请假的语气过于生硬，语句逻辑表达不清。

2. 收条

（1）漏写开头语。

（2）正文涉及的数字未规范大写。

（3）涉及的人名书写不全。

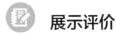 **展示评价**

请假条

张老师：

您好！因家中叔叔今日结婚，我需参加婚礼晚宴，故今日晚自修请假，明日晨读课前到校。特此请假，恳请批准。

此致

敬礼！

2021 级药剂 1 班 王勤<br>2022 年 6 月 19 日

**收条**

今收到 ET 公司××牌 52 度的白酒伍箱及××牌 250 mL 的椰汁饮料伍拾瓶。

此据

王益

2022 年 6 月 19 日

任务评价考核表

| 学习过程 | 评价要素 | 考核成绩 | | |
| --- | --- | --- | --- | --- |
| | | A 能够完成（8～10 分） | B 基本完成（5～7 分） | C 尚未完成（0～4 分） |
| 课前自学 | 完成课前预习，了解条据的写作要求 | | | |
| 获取信息 | 准确快速梳理并确定任务信息 | | | |
| 理论学习 | 学习思路清晰，主动回答条据的格式及写作注意事项等问题 | | | |
| 任务实施 | 在教师的指导下，梳理条据写作相关要素，完成请假条和收条的写作 | | | |
| 信息处理 | 采取模仿练习、资料查阅、反复对比等方式，完善两张条据 | | | |
| 展示分享 | 展示分享亮点，总结分析不足 | | | |

 **拓展阅读**

扫描下方二维码，获取更多与本任务相关的知识。

条据拓展阅读

 **思考与练习**

## 一、填空题

1. 收到单位或个人的钱物，写给对方的凭证性文书称为_____。
2. 如果是替他人代收钱物，代收人的收条应在开头写明_____。

3. 请假条的正文中，请假"3"天应写作请假_____天。

## 二、病例诊断

以下是中药 1 班丁一同学在医院陪同同班同学韩莎就诊时看到的一张条据，请你指出其中的问题。

**欠条**

尚欠医院 15 000 元整，将于一周后如数还清。

××× \
××××年××月××日

## 三、场景写作

2022 年 12 月 9 日，2020 级中药 2 班的张毅由于肠胃不适闹肚子，在医院打点滴。12 月 10 日是返校时间，张毅让爸爸代自己给班主任刘老师写张请假条。根据医嘱，张毅 12 月 10 日上午仍需前往医院取检验报告及进行复诊。张毅爸爸很少写请假条，表示需要张毅的帮助。张毅应该如何提示爸爸写这张请假条呢？

 **思政点拨**

**说文解字——信**

江南曲

李益〔唐代〕

嫁得瞿塘贾，朝朝误妾期。

早知潮有信，嫁与弄潮儿。

渔家傲·雪里已知春信至

李清照〔宋代〕

雪里已知春信至，寒梅点缀琼枝腻。香脸半开娇旖旎，当庭际，玉人浴出新妆洗。

造化可能偏有意，故教明月玲珑地。共赏金尊沈绿蚁，莫辞醉，此花不与群花比。

[点拨] 人言：潮有信、风有信、春有信，如约而至。潮如此、风如此、春如此，人亦应如此。但由于人的私利性，在实际生活中，总是需要通过各种约束来保障人们对于契约精神的遵循。恐后无凭，立字为据。立字可为据，却也有口血未干事、口中雌黄者。因而，立字为据的本质即在于双方践守承诺，否则只是废纸一张。重视"信"之契约，方是处世之道。

# 学习任务二　启事

 **学习目标**

1. 掌握常见启事的种类、结构等知识，熟悉启事的写作方法和技巧。
2. 能够根据实际和具体的情境选择合适的启事种类，撰写符合要求的启事。
3. 培养规矩意识和优秀的职业素养，塑造忠诚、干净、担当的政治品质。

 **创设情境**

××医药集团有限公司根据发展需要，为缓解科技研发、医疗健康等大健康全产业链管理人才紧缺的问题，本着公开、竞争、择优的原则，将公开招聘二级子公司包括化学制药板块、医疗板块的总裁、副总裁、总经理、副总经理等若干名高级管理人员，并严格采用公开报名、资格审查、综合测评等程序择优录用。

若你是该医药集团有限公司人事处的一名工作人员，将如何起草这篇招聘启事呢？

 **明确任务**

认真梳理创设情境的各项要点，找准启事写作的各个要素，明确启事的写作思路。

任务 1. 罗列日常生活中常见的启事内容及种类，阐述启事和启示的异同。
任务 2. 根据创设情境描述，梳理启事单位、启事事项等信息。
任务 3. 运用所学知识，描述启事的写作结构，按创设情境要求写作招聘启事。

 **知识橱窗**

## 一、知识要点

启事是机关、企事业单位、社会团体或公民个人公开申明有关事项，希望有关人员参与或者协助办理而使用的告知性应用文。"启"即公开、陈述的意思，"事"即事项、事情，启事即公开陈述某事。启事的种类和特点见表 1 - 2 - 1 和表 1 - 2 - 2。

表 1 - 2 - 1　　　　　　　　　　　　　　　启事的种类

| 种类 | 说明 |
| --- | --- |
| 寻求类启事 | 为寻求公众的响应和帮助而发布的启事，如例文一《启事》 |

续表

| 种类 | 说明 |
|---|---|
| 征招类启事 | 为征求公众的配合与协作而发布的启事,如例文二《招聘启事》 |
| 周知类启事 | 为开展工作和业务,将某些事项公之于众、广而告之,如例文三《××连锁大药房鼓楼店开业启事》 |

表 1 - 2 - 2 　　　　　　　　　　　　启事的特点

| 特点 | 说明 |
|---|---|
| 内容的广泛性 | 所涉及的内容广泛,公务活动和个人事项等均可作为启事内容 |
| 告知的回应性 | 要求通过告知得到社会上的广泛回应,以解决知照事宜 |
| 参与的自主性 | 不具有强制性和约束力,启事对象有参与的自主性,可以参与或不参与 |
| 传播的新闻性 | 通过橱窗、报刊、广播、电视、网络等各种渠道公开传播 |

## 二、写作指南

启事的种类不同,写法也不尽相同,一般由标题、正文和落款 3 部分组成。

1. 标题

启事标题的构成形式比较灵活,可以只写文种,如例文一《启事》;可以由事由和文种构成,如例文二《招聘启事》;可以由启事单位的名称、事由和文种构成,如例文三《××连锁大药房鼓楼店开业启事》。

2. 正文

即启事的主体部分,主要说明启事事项,具体包括发布启事的目的、意义,办理启事事项的方式、方法、要求等内容。

正文部分的写法比较灵活,可以分段说明,也可以一段说明;可以标序列述,也可以分层次列小标题分述。同时要注意以下 3 点:一是不同启事的写法、形式应该为内容服务;二是表述要简洁、明确、直截了当;三是要恰当使用礼貌用语。

3. 落款

在正文右下角注明启事单位或个人姓名、启事日期,如果标题或正文中已写明单位名称,此处可以酌情省略。以机关、企事业单位、社会团体名义发布的公务性启事,一般要加盖公章。

## 三、注意事项

1. 标题要简短、醒目

启事标题应力求简短、醒目,主旨鲜明突出,高度概括,能抓住公众的阅读心理。尤其是广告性、宣传性的启事,标题更要注重艺术性。

2. 内容要严密、完整

启事陈述的事情无论大小轻重,告知的对象无论是个人、团体还是社会公众,只要采用公开陈述告知的形式,便可称作发表启事。启事的内容一定要严密、完整,不遗漏应启之事，且表述清楚。启事写作要求内容单一，最好一事一启，便于公众迅速理解和记忆，联系方式等要交代清楚。

3. 用语要恳切、文明

启事具有通过陈述告知公众而征寻具体对象，或既向特定对象陈述告知又兼告知大众的双重功用，所以启事的文字要通俗、浅显、简洁、集中，写作态度庄重、平易而又热情、恳切、文明礼貌，以使公众产生信任感，达到启事的预期效果。

 ## 范文引领

### 例文一

**启事**

本人不慎于 2022 年 7 月 8 日上午 10 时左右，在药物制剂三分厂图书馆遗失棕色公文包一个，内有本人身份证、驾驶证、工作证等重要证件，黑色钱包一个，现金 1 000 元。望好心人拾到后交于厂区传达室何师傅处或拨打手机 135×××××××与本人联系，定当面重谢。

联系人：三分厂制剂车间赵刚

2022 年 7 月 9 日

### 例文二

**招聘启事**

××制药公司是一家专注于中药专利药研发、生产、销售的国内知名企业，涉足高科技产业、健康产业等众多领域，在山东、陕西、河北设有生产基地，营销网络遍布全国。经过多年发展，公司已建立起一支高素质、专业化团队，拥有十个事业部、十多家药厂，是我国中成药制药龙头企业之一。根据企业发展需要，现面向社会招聘××制药公司事业三部产品经理 1 名，具体情况如下。

**一、××制药公司事业三部产品经理岗位职责**

1. 收集和整理医药行业信息、产品信息、竞品信息，拟定产品推广策略。

2. 负责销售人员产品知识培训和相关高端客户维护工作。

3. 负责产品的规划、科研课题联系及跟踪。

4. 负责产品推广方案的优化设计。

**二、岗位要求**

1. 全日制医药专业预备技师毕业或国家统招医药专业本科及以上学历，条件特别优秀者可放宽至全日制医药专业高级工毕业。

2. 化学制药、药物制剂、中药制药等专业优先。

3. 能够适应长期出差。

**三、工作地点**

××市××区

## 四、联系方式

联系人：郑女士

应聘电话：××××××××

邮箱：××××××××

××制药公司

2023 年 6 月 26 日

### 例文三

**××连锁大药房鼓楼店开业启事**

锣鼓喧天，礼炮齐鸣，××连锁大药房扬帆起航！2023 年 5 月 1 日，××连锁大药房鼓楼店以崭新的店容、齐全的品种、优质的服务盛装开业，竭诚为五湖四海的新老客户提供健康服务。

新店开业，××连锁大药房将为您提供最优质的服务，还有四重好礼相送；优惠商品低价风暴来袭，特价商品等您拿！同时，免费提供阿胶打粉、用药咨询、测量血压、送药上门等服务。机不可失、时不再来，到××连锁大药房，会给您意想不到的惊喜！

开业酬宾，优惠拿不停！

### 一、商品特价

开业酬宾期间，每天推出特价药品 100 盒！先到先得！

### 二、购物满减

消费总额累计满 98 元即可立减 28 元。

### 三、优惠券

5 月 1 日到 5 月 7 日，转发店内图片朋友圈点赞，每 10 个赞立减 1 元！上不封顶！

### 四、送医用外科口罩

凭宣传单前 100 名进店可赠送医用外科口罩 1 包。

药店地址：××省××市××区××路××号

健康热线：××××××××

××连锁大药房鼓楼店

2023 年 4 月 26 日

 **任务实施**

## 一、拟写提纲

| 标题 | **××医药集团有限公司二级子公司高级管理岗位招聘启事** |
|---|---|
| | 为深入贯彻落实国务院国资委《国企改革三年行动方案》，进一步推动三 |

项制度改革……，结合近期集团相关岗位需求，开展集团二级子公司高级管理岗位公开招聘工作……。

　　一、公开招聘岗位及人数

　　…………

　　二、招聘条件及岗位职责

　　…………

　　三、薪酬待遇及录用方式

正文　　…………

　　四、招聘流程

　　…………

　　五、报名程序及相关说明

　　…………

　　联系人：董女士

　　咨询电话：××××××××

　　附件：××医药集团有限公司二级子公司高级管理岗位应聘须知

　　　　　　　　　　　　　××医药集团有限公司

落款　　　　　　　　　　××××年××月××日

## 二、起草正文

### 三、检查修改

易错点解析：

1. 启事事项不完整

在进行启事写作时，要注意写作内容严密、完整，不应遗漏应启之事。招聘启事往往只提供了职位说明与要求，但没有做出具体的指引。为了启事事项更加完整，可在职位说明与要求的末尾再加入一项"应聘须知"，或以附件形式呈现每个职位须提供不同的"相关资料"。

2. 启事事项不便验证

招聘启事内容应言简意赅，启事事项应兼顾验证性，尽可能使每一条职位要求都是可验证的。验证过程既可以放在笔试、面试环节，也可以让应聘者在投递简历前进行自我验证。清晰的职位要求应该让应聘者看了就能对号入座。

3. 启事与启示易混淆

启事是为了公开声明某事请求得到支持或帮助的文书，其中的"启"是公开、说明的意思，"事"是指被说明的事情。启示是指启发指示、开导思考，使人有所领悟，其中的"启"是开导的意思，"示"是把事物摆出来或指出来让人知道。可见启事和启示的含义截然不同，两者不能通用。

 ## 展示评价

××医药集团有限公司二级子公司高级管理岗位招聘启事

为深入贯彻落实国务院国资委《国企改革三年行动方案》，进一步推动三项制度改革，深入推进市场化选人用人机制，积极拓宽选人用人视野，补齐配强子公司领导班子，推动"十四五"时期各板块做强做优做大，结合近期集团相关岗位需求，本着公开、竞争、择优的原则，面向全社会开展××医药集团有限公司二级子公司高级管理岗位招聘工作。现将有关事项公告如下。

## 一、公开招聘岗位及人数

（一）二级子公司（化学制药板块）

总裁1名；

副总裁（分管科技及研发工作）1名；

副总裁（分管生产工作）1名；

副总裁（分管市场、营销工作）1名；

工作地点：上海。

（二）二级子公司（医疗板块）

总经理1名；

副总经理3~4名；

工作地点：北京。

## 二、招聘条件及岗位职责

（一）招聘范围

面向全国公开招聘。

（二）任职条件

1. 基本条件

（1）具有较高的政治素质，坚决执行党的路线方针政策，坚持国有企业的改革发展方向。

（2）熟悉现代企业经营管理，具备履行岗位职责所必需的专业知识和能力，工作业绩突出，管理能力、执行能力、创新能力强，熟悉国家宏观经济政策及相关法律法规，熟悉国内外市场和相关行业情况。

（3）具有较好的职业素养，遵纪守法，勤勉尽责，团结合作，廉洁从业，作风形象和职业信誉好。

2. 有下列情形之一者不作候选人考虑

（1）曾严重违反法律法规及公司管理规定，有弄虚作假、贪污受贿、挪用公款等重大违法行为，被追究刑事责任的。

（2）受党纪、政纪处分，处分期未满的。

（3）在过往从业经历中有不良从业记录，导致公司发生重大资产损失承担直接责任的。

（4）法律、法规规定的不得聘用的其他情形。

3. 具体岗位任职资格及岗位职责详见附件《××医药集团有限公司二级子公司高级管理岗位应聘须知》。

## 三、薪酬待遇及录用方式

正式录用后，根据我集团相关薪酬管理及绩效管理制度，提供市场化或同等级有竞争力的薪酬待遇。

公开招聘人员实行任期制和契约化管理，录用人员实行试聘制，试聘期一年。

## 四、招聘流程

公开报名—资格审查—综合测评—背景调查—党委研究—聘任。

## 五、报名程序及相关说明

（一）报名程序

1. 报名时间

截至 2023 年 2 月 10 日 12∶00。

2. 申请名额

每人只限报名 1 个岗位。

3. 报名方式

登录集团官方网站或通过××网络平台搜索"××医药集团有限公司招聘"报名。

（二）相关说明

1. 应聘人员须对报名信息和提供材料的真实性和准确性负责。如发现与事实不符，一经核实，将取消应聘或录用资格。

2. 资格审查结果、面试时间及方式将通过电子邮件、电话及短信等方式告知，请应聘者提供准确的邮箱地址并及时查收，同时保持电话畅通。

3. 集团对应聘者信息及提交的应聘材料严格保密。

联系人：董女士

咨询电话：××××××××

附件：××医药集团有限公司二级子公司高级管理岗位应聘须知

××医药集团有限公司

2023 年 1 月 20 日

### 任务评价考核表

| 学习过程 | 评价要素 | 考核成绩 | | |
|---|---|---|---|---|
| | | A 能够完成（8～10分） | B 基本完成（5～7分） | C 尚未完成（0～4分） |
| 课前自学 | 完成课前预习，了解启事的写作要求 | | | |
| 获取信息 | 快速浏览创设情境并明确写作任务 | | | |
| 理论学习 | 学习思路清晰，主动参与课堂互动 | | | |
| 任务实施 | 在教师的指导下，梳理启事写作相关要素，根据要求撰写招聘启事 | | | |
| 信息处理 | 采取头脑风暴等方式，按要求采用信息化技术等手段，优化活动成果 | | | |
| 展示分享 | 展示分享亮点，总结分析不足 | | | |

**拓展阅读**

扫描下方二维码，获取更多与本任务相关的知识。

启事拓展阅读

 **思考与练习**

## 一、填空题

1. 启事的"启"是_____、_____的意思。

2. 启事的主要特点包括_____、_____和_____。

3. 根据启事内容的不同，一般可分为_____启事、_____启事和周知类启事三大类。

## 二、阅读下列材料回答问题

本次拟公开招租场地位于××区××路××号××制药总厂东面空地，A，属××医药集团股份有限公司所有，委托××制药总厂管理使用，总面积约 5 000 $m^2$（以专业公司实际测量面积为准），该场地当前用途为出租他人作花卉种植场使用，B。根据《广州市人民政府办公厅关于规范我市国有物业出租管理的指导意见》（穗府办〔2011〕46 号）要求，需通过公开招租方式确定新一期承租人，C。现征求意向承租人预报名，报名人数达到 3 人以上的，则制定招租文件，由已报名意向承租人投标确定最终承租人，如报名人数少于 3 人则通过竞争性谈判确定承租人。

招租方式：本次招租采用公开招标的方式进行，由意向承租人根据自身经营需要投递标书，通过××医药集团股份有限公司及制药总厂物业小组对标书进行评分，确定承租人。

投标人资格：投标人必须为公司、企业、持有营业执照的机构或组织，不接受以个人名义进行投标。投标人须在标书内附上营业执照、组织机构代码证、税务登记证、法定代表人身份证等相关资质证明文件复印件，并盖上单位公章。

物业用途：仅限于种植园或花场（不得在场地内搭建任何建筑）。

租赁期限：3 年。

公示期限：20××年××月××日至 20××年××月××日，在此期间意向承租人可对物业进行现场勘查，并向出租单位预报名。

投标日期：20××年××月××日至 20××年××月××日，在此期间进行了预报名的意向承租人可向出租单位投递标书。

预报名地址：××区××路××号××制药总厂政工部，电话×××××××××，联系人：刘××。

投标地址：××区××路××号××制药总厂企管部，电话×××××××××，联系人：张××。

投诉地址：××区××路××号××制药总厂纪检监察室，电话×××××××××，联系人：孙××。

<u>D</u>

××医药集团股份有限公司

20××年××月××日

1. 请结合材料内容，给这篇应用文加一个标题：＿＿＿＿＿＿＿＿＿＿＿＿＿＿＿＿。

2. "租赁期将于20××年××月××日届满"这一信息宜放在文中＿＿＿＿＿＿＿处。（文中A、B、C、D选项）

3. 简述这篇应用文从哪些方面介绍即将招租的场地。

### 三、场景写作

2022年4月19日晚，A制药集团刘经理乘坐一辆出租车（品牌为B，颜色为蓝色）回家，不慎将装有5万元现金、支票本和重要合同的黑色皮包遗忘在车上，刘经理焦急万分。

请你根据所学知识，帮刘经理草拟一份登报的寻物启事，帮助他找回皮包。

# 学习任务三　申请书

 **学习目标**

1. 学习常见申请书的种类、特点、结构等知识，掌握申请书的写作方法和写作注意事项。

2. 能够根据特定情境撰写符合要求的申请书。

3. 培养规矩意识，树立严谨求实的工作作风。

 **创设情境**

中药社公开竞选社长。晓轩是中药社的一名社员，加入中药社已经1年了，想参加本次社长竞选。按照流程，晓轩需要向学生会社团部递交一份申请书。她想从自己加入中药社的时间和对中药社文化的认同两个方面阐述竞选的理由。

假如你是晓轩，将如何写这份申请书呢？

 **明确任务**

根据创设情境，帮助晓轩起草申请书，完成本篇应用文的写作。

任务 1. 分析创设情境中晓轩申请的事项和提出的愿望。

任务 2. 清晰阐述申请理由。

任务 3. 帮助晓轩完成申请书的写作。

 **知识橱窗**

### 一、知识要点

申请书是个人或集体向上级或有关部门表述愿望、提出请求并希望得到解决时使用的一种文书。

申请书是一种专用书信，它同一般书信一样，也是表情达意的工具，使用范围广泛。个人有入党、入团或加入其他组织意愿时需要使用申请书；个人在工作、学习、生活中对单位或领导有所请求时，可以使用申请书，如转正申请书、设备维修申请书、贷款申请书等。申请书的种类和特点见表 1 - 3 - 1 和表 1 - 3 - 2。

表 1 - 3 - 1 申请书的种类

| 种类 | 说明 |
| --- | --- |
| 参加某种组织的申请书 | 如入党申请书、入团申请书 |
| 请求解决问题的申请书 | 如转正申请书、设备维修申请书、贷款申请书 |
| 获求专项权利的申请书 | 如专利申请书、使用权申请书 |

表 1 - 3 - 2 申请书的特点

| 特点 | 说明 |
| --- | --- |
| 目的的明确性 | 目的是争取上级或有关部门给予帮助、批准或解决，因此问题、事由以及需求都要明确 |
| 内容的单一性 | 一事一申请，一份申请书原则上表达一个请求或一个愿望 |
| 格式的固定性 | 为专用书信，按照书信的格式来行文 |
| 语言的恭敬性 | 为专用书信，按照书信的表达要求来行文 |

### 二、写作指南

不同种类的申请书写法上略有不同，但一般包括标题、称谓、正文、结语和落款 5 部分。

1. 标题

（1）格式。首行居中书写，标题字号一般比正文所用字号大。

（2）写法。申请书的标题一般有两种形式。

1）由内容加文种构成，如例文中的《入团申请书》《个人岗位调动申请书》等。

2）直接使用文种"申请书"作标题。

2. 称谓

（1）格式。称谓也称抬头，标题下空一行顶格书写，称谓后加冒号。

（2）写法。申请书的称谓一般只有1个，可以直接写申请书应当递交的有关单位名称或领导人姓名，如"××党支部""人力资源部负责同志"，也可以根据情况在名称前加上敬语，如"敬爱的××党支部""尊敬的人力资源部负责同志"等。

3. 正文

（1）格式。称谓后另起一行空两格书写。

（2）写法。正文是申请书的主体，主要包括3部分内容。

1）申请事项。自报家门后，开门见山直接向领导、组织提出申请事项。

2）申请理由。说明写申请书的缘由、目的、意义及自己对申请事项的认识。申请理由是正文的核心内容，要求客观、充分、简洁明了、富有说服力。

3）决心和要求。进一步表明自己的决心、态度和要求。

4. 结语

正文后另起一行空两格写结语。申请书的结语一般表示敬意，常常使用"此致、敬礼""特此申请""请组织考验""如能给予解决，将不胜感激"等。

5. 落款

正文及结语右下角，右空4个字书写。写清署名和日期，个人申请写申请人姓名，单位申请要写明单位全称并加盖公章。

## 三、注意事项

1. 申请的事项要明确、具体、单一，若涉及数据要准确无误。

2. 申请的理由要充分，不能虚夸或杜撰。

3. 语言要准确、简洁，语气要诚恳、委婉。

 **范文引领**

例文一

入团申请书

敬爱的团组织：

我是2022级药剂一班的一名学生，我志愿加入中国共产主义青年团，争取成为先进青年组织中的一员。

一直以来我都认为加入中国共产主义青年团是一件光荣的事情，因为共青团是中国共产党领导的先进青年组织，是广大青年在实践中学习共产主义的学校。我要向共青团这个光荣而又自豪的群体看齐，随时准备着为党的伟大事业做出贡献。

加入共青团可以增加我对学习的信心，帮助我学习现代科学文化知识，不断提高思想道德素质和文化素养，为实现共产主义而奋斗终身。

如果我加入了这个大家庭，我将坚决遵守团组织的章程，认真完成团组织交给我的任务，用实际行动来证明自己，维护团组织，为团组织争光，做一个有组织、有纪律的模范共青团员。

如果我未被批准，我也决不放弃，会努力使自己成为一个有理想、有道德、有文化、有纪律的人，弥补自身的不足，接受更多的考验，争取早日加入团组织。

我热切盼望加入中国共产主义青年团，恳请团组织批准。

此致

敬礼！

申请人：李海明

2022 年 9 月 3 日

## 例文二

**个人岗位调动申请书**

尊敬的领导：

为了学习更多关于中医药的知识，更好地为公司服务，本人特申请从中药调剂岗转至中药炮制岗。

首先，特别感谢公司对我的培养、信任与支持。我在中药调剂岗工作已经 1 年了，在这个岗位上我的理论知识得到了提升，专业技能也不断提高，在学校时我主攻的专业方向是中药炮制，希望有机会从事这个岗位。其次，我在中药调剂岗工作 1 年来，加深了对炮制的理解，炮制的品质直接影响药物的治疗效果，因此我想从中药的加工处理开始深化自己对中药材的认识。

我很认同公司的文化，很喜欢这份工作，如果能够转岗成功，我将遵守公司的工作规程，按照《中药饮片质量标准通则（试行）》和《中国药典》的要求，严格、认真、精益求精地完成炮制工作。

恳请公司领导批准我的申请。

申请人：王晓月

2022 年 9 月 8 日

 **任务实施**

## 一、拟写提纲

| 标题 | **申请书** |
| --- | --- |
| 称谓 | 学生会社团部： |
| | 我是 2020 级中药预备技师班晓轩，听闻中药社正在公开竞选社长，我想 |

参与社长竞选。

正文　　　　首先，……；其次，……。

恩请社团部批准我的申请，……。

结束语　　特此申请。

落款　　　　　　　　　　　　　　　　　申请人：晓轩

2022 年 9 月 5 日

## 二、起草正文

## 三、检查修改

易错点解析：

1. 格式

（1）称谓没有顶格写。

（2）正文没有空两格，日期没有右空4个字。

（3）"此致、敬礼"格式书写不规范。

2. 内容

（1）没有交代清楚申请的原因。

（2）语言不精炼，存在重复啰唆的情况。

## 展示评价

申请书

学生会社团部：

　　我是2020级中药预备技师班晓轩，听闻中药社正在公开竞选社长，我想参与社长竞选。

　　首先，我加入中药社以来一直在中药认药组，从一名组员成长为组长，在这个过程中不但锻炼了我的专业技能，而且提高了我的沟通交流能力，所以我想挑战一下中药社社长的职务工作；其次，我热爱中药，认同中药社的社团文化，相信我也一定能够胜任中药社社长的职务工作。

　　恳请社团部批准我的申请。如果我竞选上了中药社社长，一定会严格遵守学校社团管理的各项规章制度，带领社团成员学习中医药相关知识，积极开展社团活动。

　　特此申请。

申请人：晓轩

2022年9月5日

任务评价考核表

| 学习过程 | 评价要素 | 考核成绩 | | |
|---|---|---|---|---|
| | | A 能够完成<br>（8~10分） | B 基本完成<br>（5~7分） | C 尚未完成<br>（0~4分） |
| 课前自学 | 完成课前预习，了解申请书的写作要求 | | | |
| 申请书<br>文稿写作 | 申请书的格式完整、规范 | | | |
| | 申请事项明确、具体 | | | |
| | 申请理由阐述正当、充分、合理 | | | |
| | 语言准确、简洁，语气诚恳、委婉 | | | |
| 展示分享 | 展示分享亮点，总结分析不足 | | | |

## 拓展阅读

扫描下方二维码，获取更多与本任务相关的知识。

申请书拓展阅读

 ## 思考与练习

### 一、单项选择题

关于申请书的表述，不正确的是（　　　）。

A. 申请书有目的的明确性、内容的单一性、格式的固定性、语言的恭敬性等特点

B. 申请书可以一事一申请，也可以多件事情一起申请

C. 申请书的语言要求委婉得体

D. 申请书是个人或集体对单位或上级组织表达意愿或提出请求，因而是上行文

### 二、病例诊断

请分析下列申请书的不妥之处并修改。

**转正申请书**

××大药房人事部：

我是张小丽，于 2021 年 7 月进入药店担任导购员，工作已满 1 年，现要求转为药店正式员工。

一年来，本人工作认真负责，兢兢业业，从未出现迟到早退、缺勤现象。我性格开朗，乐意为他人分忧解难，与同事相处融洽。成为药店正式员工后，我将继续努力，与企业共同进退。

特此申请。

申请人：张小丽

2022 年 7 月 13 日

 ## 思政点拨

有一位"差不多"先生。他常常说："凡事只要差不多，就好了。何必太精明呢？"

他小的时候，他妈叫他去买红糖，他买了白糖回来，他妈骂他，他摇摇头，说："红糖

和白糖不是差不多吗？"

他在学堂的时候，先生问他："你的老家是哪一省？"他说是陕西。先生说："错了。是山西，不是陕西。"他说："陕西同山西不是差不多吗？"

后来他在一个钱铺里做伙计，他既会写又会算，只是总不精细，十字常常写成千字，千字常常写成十字。掌柜生气了，常常骂他，他只是笑嘻嘻地赔不是说："千字比十字只多一小撇，不是差不多吗？"

有一天，他忽然得急病，赶快叫家人去请东街的汪大夫。家人急急忙忙地跑去，一时寻不着东街汪大夫，却把西街的牛医王大夫请来了。差不多先生病在床上，知道寻错了人，但病急了，身上痛苦，心里焦急，等不得了，心里想："好在王大夫同汪大夫也差不多，让他试试看吧。"于是这位牛医王大夫走近床前，用医牛的法子给差不多先生治病。不多工夫，"差不多"先生就一命呜呼了。

"差不多"先生差不多要死的时候，还断断续续地说："活人同死人也差……不多……"

[**点拨**] 我们干工作一定要认真严谨，千万不能像"差不多"先生这样马马虎虎，否则，不仅会害了自己，还可能害了别人。欲在社会上立足，打算在事业上干出点儿名堂，没有严谨的工作态度是不行的。

# 学习任务四 简报

 ## 学习目标

1. 学习并掌握简报的种类、特点、基本要求和写作方法。
2. 能够结合特定情境撰写合乎规范的简报。
3. 培养精益求精的工作态度，增强团队合作意识。

 ## 创设情境

为充分发挥中医药文化宣传教育基地、科普馆的学习载体作用，进一步激发学生对中医药文化的浓厚兴趣，感受中医药文化的魅力，传承中医药文化精神，××市医药技师学院积极开展"以中药作画 展中医情怀"中草药创意拼图活动，团委宣传部的小顾需要把此次活动的开展情况记录下来。

如果你是小顾，应该如何撰写本次活动的简报呢？

**明确任务**

根据创设情境，帮助小顾拟写一篇简报，完成本篇应用文的写作。

任务 1. 通过收集相关简报，了解简报的写作格式及写作要点。

任务 2. 明确简报写作中需要凸显哪些要素。

任务 3. 根据本任务所学内容并结合创设情境，撰写简报。

 **知识橱窗**

## 一、知识要点

简报就是简要的调查报告、简要的情况报告、简要的工作报告、简要的消息报道等，是具有汇报性、交流性和指导性的简短、灵活、快捷的书面形式。简报的分类和特点见表 1 - 4 - 1 和表 1 - 4 - 2。

表 1 - 4 - 1　　　　　　　　　　　　　简报的分类

| 分类 | 说明 |
|---|---|
| 从时间上划分 | 可分为定期简报、不定期简报。定期简报多为工作会议简报，通常是一会一期；不定期简报一般以活动简报居多，按活动频率而定 |
| 从性质上划分 | 可分为工作简报、生产简报、学习简报、会议简报等 |
| 从内容上划分 | 可分为综合反映情况的简报和反映特定情况的专题简报。反映综合情况的简报因内容全面、覆盖面大，篇幅一般大于特定情况的专题简报 |

表 1 - 4 - 2　　　　　　　　　　　　　简报的特点

| 特点 | 说明 |
|---|---|
| 简明性 | 指内容简洁明了、篇幅短小、提纲挈领、不蔓不枝。精简词语表达，以叙述清楚、说明道理为目的 |
| 时效性 | 指对工作或会议中出现的新情况、新问题，以最快的速度上传下达 |
| 新颖性 | 指内容的新鲜感，通过对工作或会议中出现的新情况、新问题的反映，探索出新路子、总结出新经验 |
| 规范性 | 简报要求有规范的形式，报头、报文、报尾是必不可少的，并且根据具体单位情况，报头和报尾有固定的格式 |

## 二、写作指南

简报的种类很多，但其结构基本相似，一般包括报头、报文和报尾 3 个部分。

1. 报头

又称为版头，用间隔线与报文部分分开，印在简报第一页上方的正中间处，为达到醒目效果，字号宜大些，尽可能套红印刷。

报头内容包括：

（1）简报名称。第一、二行居中位置，标明"××简报""××简讯"，一般用大字套红，醒目大方。

（2）期号。位置在简报名称的正下方，一般按年份依次排列期号，有的还可以标出累计的总期号，总期号用括号括入。属于"增刊"的期号，要单独编排，不能与"正刊"期号混编。

（3）编发单位。应标明全称，位置在期号的左下方。

（4）发行日期。以领导签发日期为准，应标明具体的年、月、日，位置在期号的右下方。

（5）密级和保存要求。密级要求印在报头的左上角顶格。分别标明"机密""绝密"等字样。

（6）编号。编号位于报头右上方，保密性简报采用编号，一般简报不用编号。

报头部分与报文部分之间，一般用一条粗线分开。

2. 报文

（1）主标题。也就是活动或是会议的题目。

（2）副标题。副标题对主标题起解释说明的作用，如例文一"喜迎二十大 科普向未来"为主标题；"××技师学院开展中医药文化科普宣传活动"为副标题。

（3）正文。编排原则：文章应从多角度反映中心主题。

3. 报尾

一般在末页的下方，用黑色间隔线与报文分开，标明编辑、审核、签发人员姓名，及报、送、发单位和印发份数等。

## 三、注意事项

简报的具体内容需撰写明确的活动时间、地点、准备过程、活动过程、总结反思等，应文字严谨、脉络清晰、图片生动，注意图片与文字的对应位置。

 **范文引领**

例文一

# 中共××技师学院委员会文件

××〔2022〕××号

××办公室编 　　　　　　　　　　　　　　　2022 年××月××日

## 喜迎二十大 科普向未来
——××技师学院开展中医药文化科普宣传活动

为大力弘扬中医药文化精神、讲好中医药文化故事、传播中医药文化、展示中医药文化魅力、普及中医药科学知识、拓展中医药教育成果，在全面贯彻党的领导和坚持以习近平新时代中国特色社会主义思想指导下，2022年××月××日××技师学院党员同志与学生团员组成志愿团队，联合××幼儿园在××技师学院校园和中医药博物馆开展以"喜迎二十大　科普向未来"为主题的中医药文化科普宣传活动。

活动中，志愿团队带领小朋友们进校园参观学习，通过零距离参观山楂树让小朋友们了解山楂的种植生长过程和药食作用；到中医药博物馆观看中药材标本，并从中医药的起源、中药炮制方法及中药资源分布等方面进行了细致的讲解。

此次中医药文化科普主题宣传活动深受小朋友们的喜爱。××技师学院坚持发挥党员同志引领示范作用，依托学院中医药文化优势，让小朋友们在寓教于乐中了解、传承中医药文化，激发对中医药文化的学习热情，增强对中医药文化的认同感。

编辑：×× 　　　　　　审核：×× 　　　　　　签发：××

**例文二**

# 精神文明建设活动简报

院工会 　　　　　　　　　　　　　　　　　　　　**2022年度第10期**

### 祭英烈　强使命　转作风　提素质
#### ××技师学院参加市直机关清明创意演讲比赛

为贯彻党的十九届历次全会精神，传承中华优秀传统文化，引导广大党员干部铭记革命先烈光荣事迹，在缅怀、传承、创新中认知传统、尊重传统、继承传统、弘扬传统，进一步增进爱党、爱国、爱社会的情感，2022年××月××日上午，××技师学院5名教师参加了中共××市委市直机关工作委员会举办的清明创意演讲比赛。

接到中共××市委市直机关工作委员会《关于举办市直机关"祭英烈　强使命　转作风　提素质"清明创意演讲比赛的通知》后，学院领导高度重视，教师踊跃报名、积极训练、精心备赛，不断完善演讲创意，最终将作品圆满呈现。

学院参赛作品《人民永远铭记》，讲述了河南青年申亮亮，作为维和英雄将热血洒在异国他乡的感人事迹。作品创新了传统朗诵形式，以情景剧的方式展现，别出心裁。伴着动人的旋律，和着铿锵有力的节拍，以慷慨激昂的朗诵，学院选手用特殊的方式缅怀英雄，赢得了在场观众及评委的热烈掌声。

通过此次创意演讲比赛，同志们感受到了中华民族的优秀文化，感悟到了英雄力量，增进了爱党、爱国、爱社会的情感，表示要弘扬积极向上、奋发进取的实干精神，更好地迈进新时代，走向新征程。××技师学院将进一步激发全体同志的干事热情，切实提升能力、锻造作风，为职业教育高质量发展贡献力量，以优异成绩迎接党的二十大胜利召开。

---

报：×× 省 ×× 文明办，×× 市总工会，×× 市文明委，×× 市 ×× 区文明委

送：×× 市直机关文明办，×× 市文明办负责同志

发：×× 院党委办公室，×× 院办公室，×× 系部处室

---

×× 院工会委员会 　　　　　　　　　　　　　　　　2022 年 ×× 月 ×× 日印发

 **任务实施**

### 一、拟写提纲

报头

# 中共 ×× 技师学院委员会文件

期号：

编发单位：　　　　　　　　　　　　　　　　　　时间：

★

---

标题　　　　　　　　　（标题撰写让人一目了然，力求简洁）

　　　　　　为 ××（活动/会议目的），×× 单位于 ××（时间）在 ××（地点）开展/

举行 ×× 活动/会议。（简报需明确活动时间地点、活动过程、总结反思等内容）

正文　　　　（如会议简报：会议指出，抓好 ×× 工作，一是要在 ×× 上下功夫，二是

要 ×××××。会议要求，各部门要 ××××××，认真落实 ××××

×，确保取得良好成效。）

报尾　　编辑：×××　　　　　　审核：×××　　　　　　签发：×××

### 二、起草正文

## 三、检查修改

易错点解析:

1. 格式

(1) 简报名称较长却没有以正、副标题的形式展现。

(2) 简报形式不规范,报头、报文、报尾有缺失。

2. 内容

(1) 简报撰写冗长说理,文字不够精练。

(2) 时效性差,错过了编写、发布简报的最佳时机,失去了应有的宣传作用。

(3) 叙事不完整,活动/会议时间、地点、过程等有遗漏。

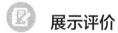 **展示评价**

# 中共××技师学院委员会文件

××〔2022〕××号

××办公室编　　　　　　　　　　　　　2022 年××月××日

---

**以中药作画　展中医情怀**
——××技师学院举办中草药创意拼图活动

　　2022 年××月××日,"以中药作画　展中医情怀"中草药创意拼图活动在××技师学院顺利举行。

活动中，10 名学员以抽签的方式组成 5 个参赛小组，参赛选手通过自己灵巧的双手创作出一幅幅具有韵味的中草药拼图画。完成的作品美观大方，既具有观赏性、创造性，又蕴含着丰富的文化内涵，从不同的角度、以不同的形式倾情表达了选手们对中医药传统文化的理解与热爱。

活动后，××主任对各组作品作出了专业点评并给予了高度评价。××主任表示，此次活动很好地把中医药传统文化与创意想象相结合，充分展示了参赛选手的智慧和风采，体现了实践精神、创新精神和合作精神。同学们通过辨识中草药，解读药性，串联主题，加深了对中医药理论的认识，也增强了职业自豪感，激发了热爱中医药、弘扬中医药的热情。

编辑：×××　　　　　　　　审核：×××　　　　　　　　签发：×××

**任务评价考核表**

| 学习过程 | 评价要素 | 考核成绩 | | |
| --- | --- | --- | --- | --- |
| | | A 能够完成（8～10分） | B 基本完成（5～7分） | C 尚未完成（0～4分） |
| 课前自学 | 完成课前预习，了解简报的写作要求 | | | |
| 获取信息 | 准确快速梳理并确定任务信息 | | | |
| 理论学习 | 学习思路清晰，主动回答问题 | | | |
| 任务实施 | 在教师的指导下，梳理简报写作的相关要素，撰写简报 | | | |
| 信息处理 | 采取头脑风暴等方式，归纳分析相关写作信息，优化活动成果 | | | |
| 展示分享 | 展示分享亮点，总结分析不足 | | | |

 **拓展阅读**

扫描下方二维码，获取更多与本任务相关的知识。

简报拓展阅读

 **思考与练习**

**一、填空题**

1. 简报可以从_____、_____、_____划分种类。

2. 简报的特点主要有_____、_____、_____、_____。

## 二、病例诊断

下面是一份会议简报的正文，在内容和语言上都存在一些问题，请根据简报的写作规范进行修改。

近期，在会议室隆重召开了20××年医院质量与安全管理要求改善和总结工作会议。参加会议的有不少工作人员。

在会上院长对我院20××年工作进行了回顾，并对本着加强规范化管理、改善医务人员服务态度、规范医疗服务行为、改进医德医风、努力为患者提供优质的医疗服务方面提出了三点新要求：1. 加强"核心制度"内容培训学习，促进各项制度的落实。2. 规范病历管理、护理文件的书写，提高病历书写质量。3. 加强医院感染管理工作。

总之一年来，医院全面加强了对质量与安全的培训，科室医疗质量与安全工作不断提高与进步。

## 三、场景写作

2022年以来，××医院开展"以病人为中心"医疗安全活动，对照市卫生局"以病人为中心"医疗安全活动方案、医院管理年活动及市医院服务评价指南的要求，制订实施方案和活动计划，认真查找医疗质量安全隐患和薄弱环节，深入分析原因，使××医院在医疗质量上有了很大提高。

请你根据上述情境材料，撰写一份活动总结性简报。要求：格式规范，语言简练，符合简报的写作要求。

 **思政点拨**

宋代朱熹《〈四书〉或问》卷五记载："古语所谓'闭门造车，出门合辙'，盖言其法之同。"意思是说虽然是关起门来在家里制造车子，拿出门去使用的时候，却能和车辙完全适合，这是因为有一定的规格、尺寸做标准的缘故。古代的车，两轮之间的距离是固定的，符合规格，就能合辙，所以叫做"闭门造车，出门合辙"。

[点拨] 现代汉语中"闭门造车"指不切合实际，一味主观地杜撰，好比关起门来在家里制造车子，而完全不考虑门外的实际情况和实际需要，结果就不合规格，不能适用。古语所谓的"闭门造车"是称赞"出门合辙"的巧妙，而今天所谓的"闭门造车"，却是讥讽"出门不能合辙"的脱离实际。

不论是会议简报、工作简报还是情况简报，需要我们充分了解情况，根据客观实际发生的活动进行撰写。为避免出现"闭门造车""巧妇难为无米之炊"的现象，在活动或者会议现场，就应该有选择性地收集信息。

# 学习任务五　演讲稿

 **学习目标**

1. 掌握演讲稿的结构、特点等知识，熟悉演讲稿的写作方法和技巧。
2. 能够根据不同主题撰写符合要求的演讲稿。
3. 提高信息处理能力和语言表达能力，增强政治认同感，坚定理想信念。

 **创设情境**

为形成比能力、比想法、比技术、比服务、比信心的良好氛围，激发企业生机与活力，充分挖掘更多的优秀人才，丰富人才储备库建设，××大药房按照德才兼备、任人唯贤的原则，面向本单位所有正式员工开展店长岗位竞聘。根据有关工作要求，本次竞聘采用"考核量化＋竞聘演讲＋综合考评"的形式进行，演讲内容包括但不限于自我介绍、工作设想、竞聘宣言等，时长不超过 8 分钟，竞聘演讲得分占竞聘总分值的 40%。

若你是本次岗位竞聘者之一，将如何撰写这篇演讲稿呢？

 **明确任务**

认真梳理创设情境的各项要点，找准演讲稿写作的各个要件，明确演讲稿的写作思路。

任务 1. 依据个人认知，尝试说出演讲稿的含义及使用场景。

任务 2. 根据创设情境要求，试述自我介绍、工作设想、竞聘宣言的写作思路。

任务 3. 结合创设情境的演讲主题，完善并优化竞聘演讲稿。

 **知识橱窗**

## 一、知识要点

演讲稿是在较为隆重的仪式上和某些公众场合发表的讲话文稿，是对演讲内容和形式的规范和提示，体现演讲的目的和途径、演讲的内容和形式，可以用来交流思想、感情，表达主张、见解，也可以用来介绍自己的学习、工作情况和经验等。演讲稿的分类和特点见表 1 - 5 - 1 和表 1 - 5 - 2。

| 表 1-5-1 | 演讲稿的分类 |
| --- | --- |
| 分类 | 说明 |
| 从演讲的场合划分 | 可分为会场演讲稿、广播演讲稿、电视演讲稿、课堂演讲稿等 |
| 从演讲内容和性质划分 | 可分为政治演讲稿、学术演讲稿、礼仪演讲稿等 |
| 从表达形式划分 | 可分为记叙性演讲稿、议论性演讲稿、抒情性演讲稿、说明性演讲稿等 |
| 从写作形式划分 | 可分为命题演讲稿、即席演讲稿、论辩演讲稿等 |

| 表 1-5-2 | 演讲稿的特点 |
| --- | --- |
| 特点 | 说明 |
| 针对性 | 以思想、感情、事例和理论来晓喻听众、打动听众、"征服"听众，具有现实的针对性 |
| 讲演性 | 以"讲"为主、"演"为辅，写作演讲稿必须以易讲易懂为前提 |
| 鼓动性 | 自带激发听众情绪、赢得好感的鼓动性，既能以理服人，又可以情感人 |
| 整体性 | 作为演讲的文字依据，演讲稿不能独立完成演讲任务，是整个演讲活动的一个组成部分，需与演讲者声情并茂的演讲行为组成一个整体 |

## 二、写作指南

不同类型、不同内容的演讲稿，其结构形式也各不相同，但一般由标题、开头、主体、结尾4部分构成。各部分的具体要求如下。

1. 标题要紧扣主题、统揽全篇

一个好的标题有两个作用：一是概括反映内容，使听众知晓演讲主题；二是鲜明、响亮，激发大家听演讲的兴趣。

（1）标题要有内容。标题的内容必须与整个演讲稿的内容直接相关，或提醒或涵盖演讲稿某一方面的内容。

（2）标题要简短明快。标题的字数不要太多，意义要明白易懂。

（3）标题要表态、含情。演讲者对所讲的问题是有自己的态度和情感的，把这种态度和情感渗透在标题里，标题就具有表态、含情的作用了。

2. 开头要先声夺人、有感染力

演讲稿的开头，也叫开场白，犹如戏剧开头的"镇场"，在全篇中占据重要的地位。开头的方式主要有如下几种。

（1）开门见山，亮出主旨。这种开头不绕弯子，直奔主题，开宗明义地提出自己的观点，如例文一《初心躬耕杏林志　悬壶济众药草香——××药店店长竞聘演讲稿》的开头："各位领导、各位同事：大家好，我是××药店的一名销售员，此时此刻能够参加××药店店长一职的竞聘，感到无比的荣幸……"。

（2）叙述事实，交代背景。开头向听众报告一些新发生的事实，比较容易引起人们的注意，吸引听众倾听，如"2022 年 10 月 22 日，党的二十大在北京人民大会堂胜利闭幕。回顾习近平总书记在报告中提出的'推进健康中国建设……把保障人民健康放在优先发展的战略位置，完善人民健康促进政策'，作为一名医药人，我至今心潮澎湃……"。

（3）提出问题，发人深思。通过提问，引导听众思考问题，并由此造成悬念，提高听众欲知答案的期待，如例文二《让爱在这温暖的五月——××市文教卫系统"爱岗敬业"主题演讲稿》的开头："大家好，我是一名普通的药剂师。您是如何看待药剂师的呢？卖药的？配药的？包药的？……"。

（4）引用警句，引出下文。引用内涵深刻、发人深省的警句，引出下面的内容，如竞聘演讲稿这样开头就较精彩："机会总是青睐有准备的人！作为一名在×××工作 5 年的员工，感谢公司给我这次竞聘的机会……"。

开头的方式还有许多，不再一一列举。无论采用什么方式的开头，都要做到先声夺人，富有感染力。

3. 主体要层层展开、步步推进

主体即演讲稿中最精彩、最激动人心的段落，要在道理上说服听众、在内容上吸引听众、在感情上感染听众，要精心安排结构层次，层层深入，环环相扣。主体部分的展开方式主要有以下 3 种。

（1）并列式。并列式就是围绕演讲稿的中心论点，从不同角度、不同侧面进行表现，其结构形态呈放射状四面展开，宛若车轮之轴与其辐条。而每一侧面都直接面向中心论点，证明中心论点。例文一《初心躬耕杏林志 悬壶济众药草香——××药店店长竞聘演讲稿》的主体部分即如此。

（2）递进式。即从表面、浅层入手，采取步步深入、层层推进的方法，最终揭示深刻的主题，犹如层层剥笋。用这种方式来安排演讲稿的结构层次，能使事物得到由表及里的深入阐述和证明。

（3）综合式。这种结构或是在并列中包含递进，或是在递进中包含并列。一些笔扫千军、气势磅礴的演讲稿通常采用这种方式。

4. 结尾要干脆利落、简洁有力

演讲稿的结尾，是主体内容发展的必然结果。结尾或归纳，或升华，或希望，或号召。好的结尾应收拢全篇、卒章显志、干脆利落、简洁有力，切忌画蛇添足、节外生枝。

## 三、注意事项

1. 画龙点睛看拟题

拟题对于一篇演讲稿的成败，起着关键作用。演讲时一个好的题目，不仅可以让听众迅速了解演讲内容，同时也会紧紧吸引住听众的注意力，如例文一《初心躬耕杏林志 悬壶济众药草香——××药店店长竞聘演讲稿》的主标题，既契合药店性质，又直抒心志，可谓增彩不少。拟写演讲稿题目一般要注意以下3点。

（1）准确。要求题目既能把演讲的主题、内容、目的等全面准确地反映出来，又能体现演讲整体的情感倾向，得到听众的理解与喜欢。

（2）生动。在准确的基础上，演讲题目要生动、形象、传神，这样才会有吸引力。

（3）独特。只有独特，才能别具一格，像磁石一样吸引听众。要做到这一点，可以从内容、主题及情感上综合考虑。

2. 别出心裁巧立意

演讲的立意也就是对主题的确定，写演讲稿要"工于练意""巧于立意"。

（1）立意要积极。演讲要通过巧妙的立意，显示出鼓舞人心的力量，催人奋进，使人醒悟与奋起。

（2）立意要明晰。不论演讲稿写得长或短、材料是多还是少，都应做到主题鲜明，作者在下笔时，应该清楚自己在"写什么"，要说明一个什么问题，表达一个什么观点。

（3）立意要深刻。演讲要有自己的观点与看法，这就要求演讲者对事物要有敏锐的洞察力，从而用自己独到的见地对听众施加影响。

（4）立意要新颖。立意要角度新、观点新、材料新。此外，得体的形式、合理的写法与技巧，也是完成新颖立意的重要保证。

3. 层次分明组结构

演讲的结构，就是演讲者为了充分表现主题，把凌乱的、零碎的材料，按照事物发展的内部规律有机地、巧妙地组织起来的框架。

 范文引领

例文一

**初心躬耕杏林志　悬壶济众药草香**

——××药店店长竞聘演讲稿

各位领导、各位同事：

大家好！我是××药店的一名销售员，此时此刻能够参加××药店店长一职的竞聘，感到无比的荣幸。作为一名销售员，我的职责是严于律己，做好自己本分的工作，热情服务，耐心地做好每一件事情，不做任何有损××药店形象的事情，希望大家为我见证今天的承诺，我会以实际行动来表明今天的决心。

假如我是店长，我会准确地掌握医学知识，做到有问必答；我会树立良好的形象，从点滴做起，不放纵自己、不以权谋私，在上班时间不做与工作无关的事情；我会在课余时间研读医学著作，潜心研究药品营销学，努力让自己成为一名行家里手。这绝不是空口无凭，这是我作为店长对自己最基本的要求。

假如我是店长，我会要求员工进一步加强专业知识的培训，系统学习心理学，普及相关礼仪知识。因为作为一家药店的员工，不但要专业知识精，还要学会和顾客交流，要了解他所需要的，满足他所需要的，为他提供适合的药品，保障老百姓的身体健康。我相信在我的带领下，每名员工都会提升职业素养，××药店的事业也会蒸蒸日上！

假如我是店长，我会制定一系列的管理制度，做到奖罚分明，有功必彰、有错必纠，让大家在积极的工作氛围中共同进步。

以上是我竞聘店长的一些想法，不足之处还望各位领导、同事批评指正！

山高路远，道阻且长，行则将至。如果公司给我提供这个平台，我会用百倍的努力和勤奋，向××药店、向公司交上一份优秀的成绩单，证明选择我是正确的决定。我一定不会辜负领导和同事们的信任与期望。

我的演讲完毕，谢谢大家！

## 例文二

### 让爱在这温暖的五月

——××市文教卫系统"爱岗敬业"主题演讲稿

各位领导、各位评委：

大家好！我是一名普通的药剂师。您是如何看待药剂师的呢？卖药的？配药的？包药的？也许在您的心中，医生是救死扶伤的白衣卫士，护士是舍己为人的白衣天使，而药剂师只存在于无法了解的领域。或许对于大多数人来说，药剂师只是一个按照处方抓药的小小的工作人员。然而在医生救死扶伤的环节中，药剂师也担当着不可或缺的重要职责。不管我们身在哪个职业，就算是一名小小的药剂师，也应该恪守职业道德，做一名爱岗敬业的优秀药剂师。

在医院的工作环境中，我们药剂师也会接触到各种各样的病患，其中不乏很多患慢性病的老人和天真烂漫的孩子，对待他们不仅仅需要过硬的医疗技术，作为工作人员的我们还应该对他们付出更多的爱心和耐心，要让所有的病患都能够在温馨的气氛中获得最好的治疗，用我们的爱心感染每一位病人，激励每一位病人以乐观的心态面对病魔。

作为一名常年工作在门诊医药窗口的药剂师，我深知医院的每一名工作人员和病患的关系都是至关重要的。药剂师常年工作于医药窗口，所接触的病患可以说是数不胜数，经常会有病人向我们询问药品的使用方法和注意事项，尽管我们知道医生会为他们写下医嘱，但我们本着爱岗敬业的精神，会再为每一位病患详细地讲解。作为一名药剂师，我们每天会重复着同样的工作，一遍又一遍地重复着相同的话语，枯燥乏味是有的，但是我们懂得，哪怕是出现万分之一的差错，也有可能会给病患带来灭顶之灾。因此，我们每一天都要严格地把好每一关的工作，通晓药品的使用、保管方法和注意事项，对每一张处方和药单做到"四查十对"。

将心比心，我认为不管我们身处在哪一个岗位，都应该用自己的爱和努力来服务每一位病患，让他们在医院也可以感受到家庭般的温暖，为这个社会创造更多无病无痛、无忧无虑的生活，这对于我是一种莫大的荣幸！

我相信，只要我们心中有爱，秉着爱岗敬业的职业道德，将每一位病患当成自己的家人来爱护，我们的付出和努力一定会得到更多的赞许和认同，我们终将不辱"白衣天使"的神圣使命！

谢谢大家！

 **任务实施**

## 一、拟写提纲

| 标题 | **药店店长竞聘演讲稿** |
|------|------|
| | 尊敬的各位领导、亲爱的同事们： |
| 开头 | 大家好！充实而又快乐的 2022 年已经过去，我们又迎来了挑战与机遇并存的 2023 年。今天，带着公司领导和同事的厚望与支持，怀揣实干兴店的决心和勇气，我走上了竞聘讲台…… |
| | 我叫×××，药品营销专业高级工，2018 年 10 月应聘至××大药房工作，现在是××路总店营业员……（介绍学习、工作经历） |
| | 如果这次能够顺利竞聘成功，我将尽快进入角色，在公司现有经营管理制度的基础上用"5 个意识"来管理门店。 |
| 主体 | 一是危机意识 |
| | ………… |
| | 二是经营意识 |
| | ………… |
| | 三是教练意识 |
| | ………… |
| | 四是超前意识 |
| | ………… |
| | 五是成功意识 |
| | ………… |
| | 天行健，君子以自强不息！无论这次竞聘结果如何，我都会努力工作，继续前进！ |
| 结尾 | 最后祝××大药房蒸蒸日上，越办越好！ |

## 二、起草正文

## 三、检查修改

关键点解析：

1. 先要了解演讲时所面对的听众与评委，分析他们听讲时关注的要点，演讲稿要紧扣岗位竞聘的主题，充分挖掘胜任竞聘岗位的实力，展示出竞聘成功的信心和决心，引起现场听众与评委的情感共鸣。

2. 竞聘演讲稿可以采用以小见大的思路，梳理岗位所需的工作能力，将自己的优点长处与其对号入座，既立足岗位品质的细枝末节，又适当展望工作设想和策略，进一步增加竞聘成功的群众基础。

**展示评价**

## 药店店长竞聘演讲稿

尊敬的各位领导、亲爱的同事们：

大家好！充实而又快乐的2022年已经过去，我们又迎来了挑战与机遇并存的2023年。今天，带着公司领导和同事的厚望与支持，怀揣实干兴店的决心和勇气，我走上了竞聘讲台，和其他优秀的同事共同竞聘××路总店店长一职。首先，感谢公司领导为我提供这个展示自我的机会。在新的一年里，我要以锻炼为本，学会成长；以修进为本，学会求知；以进德为本，学会做人；在业务技能上精益求精，在业绩成效上更进一步。

我叫×××，药品营销专业高级工，2018年10月应聘至××大药房工作，现在是××路总店营业员。我的学习工作经历很简单，出生农家寒门，求学于××医药健康技师学院，在××大药房××路一店实习并转正。其间在公司领导的关怀和同事们的帮助下，我学习药品营销基础知识和专业技能，提高了人际沟通和协调能力。2020年8月我调到××路二店，在工作中有意识地加强对药店日常管理能力的锻炼。为了进一步提高自己的业务水平，2021年1月经考核来到××路总店，在这里亲眼见证了××大药房发展的光明前景，更坚定了我继续为××大药房工作的信念。

"欲穷千里目，更上一层楼"，进入××大药房的第一天，我就给自己树立了争当店长的目标，并以店长的职业标准来要求自己。我认为此次竞聘××路总店店长是对我成长路上的一次更高的挑战。如果这次能够顺利竞聘成功，我将尽快进入角色，在公司现有经营管理制度的基础上用"5个意识"来管理门店。

一是危机意识。在工作中必须有危机意识，不能有丝毫懈怠。我会做好应急预案，处理好突发事件，如火灾、停电、盗窃等。

二是经营意识。开门迎客会遇到各种各样的麻烦事，作为店长，我会从经营者的角度去考虑问题，摒弃本位思想，在自己能力范围内，全力承担，趋利避害。

三是教练意识。对店员授之以"鱼"不如授之以"渔"，要教以方法和手段，比如商品陈列的方法、商品组合销售的方法等，并训练其举一反三。有些新员工接待顾客时有畏惧心理，我会及时帮助他们消除这种现象。

四是超前意识。我会注意收集药品市场销售信息、竞争对手销售动态，保持高度敏感性，及早准备，并将信息反馈至总部，以备参考。

五是成功意识。店长乃一店之主，会面临很多难题，很容易出现沮丧的心情，所以保持良好心态至关重要。对工作中遇到的难题，我会依靠过硬的本领，迎难而上，守正创新，攻坚克难，永不放弃。

天行健，君子以自强不息！无论这次竞聘结果如何，我都会努力工作，继续前进！

最后，祝××大药房蒸蒸日上，越办越好！

任务评价考核表

| 学习过程 | 评价要素 | 考核成绩 | | |
| --- | --- | --- | --- | --- |
| | | A 能够完成<br>（8～10 分） | B 基本完成<br>（5～7 分） | C 尚未完成<br>（0～4 分） |
| 课前自学 | 完成课前预习，了解演讲稿的写作要求 | | | |
| 获取信息 | 快速浏览创设情境并明确写作任务 | | | |
| 理论学习 | 学习思路清晰，主动参与课堂互动 | | | |
| 任务实施 | 在教师的指导下，梳理演讲稿写作的相关要素，撰写竞聘演讲稿 | | | |
| 信息处理 | 采取头脑风暴等方式，按要求采用信息化技术等手段，优化活动成果 | | | |
| 展示分享 | 展示分享亮点，总结分析不足 | | | |

 **拓展阅读**

扫描下方二维码，获取更多与本任务相关的知识。

演讲稿拓展阅读

 **思考与练习**

### 一、填空题

1. 演讲稿具有宣传、鼓动、教育和欣赏等作用，可以把演讲者的观点、主张与思想感情传达给听众以及读者，使他们信服并在_____上产生共鸣。

2. 演讲稿的特点主要包括_____、_____、_____和_____。

3. 演讲稿结构的基本形态一般包括_____、_____、_____、_____。

### 二、简答题

演讲稿写作有哪些注意事项？

### 三、问答题

如果你要参加一次"爱岗敬业"的主题演讲比赛，你准备从哪些方面构思演讲内容呢？请将演讲提纲简要列出来。

**思政点拨**

《论持久战》是毛泽东于1938年5月26日至6月3日在延安抗日战争研究会上的演讲稿，其系统阐明了党的抗日持久战战略总方针，是中国共产党领导抗日战争的纲领性文献。演讲稿不仅指明了必须持久抗战才能取得最后胜利的前景，而且提出了一整套动员群众在持久战中不断削弱敌方优势、生长自己的力量、以夺取最后胜利的切实可行的办法，大大增强了中国人民坚持抗战的决心和信心。在此长文中，毛泽东以"亡国论"和"速胜论"做引子，进行一一驳斥后鲜明亮出自己的观点"最后胜利是中国的""抗日战争是持久战"，十分准确地预测到这场战争将历经3个阶段，即"敌之战略进攻、我之战略防御"阶段，"敌之战略保守、我之准备反攻"阶段，"我之战略反攻、敌之战略退却"阶段。《论持久战》科学分析了抗战面临的形势，指明了争取抗战胜利的正确道路，从思想上武装了全党和抗战官兵，坚定了全国人民争取抗战胜利的信心，是引领抗日战争取得伟大胜利的光辉著作。中国人民抗日战争取得伟大胜利，饱含着以毛泽东为主要代表的中国共产党人不可磨灭的伟大贡献和中流砥柱的作用。

[点拨] 习近平总书记在党史学习教育动员大会上指出，我们党一步步走过来，很重要的一条就是不断总结经验、提高本领，不断提高应对风险、迎接挑战、化险为夷的能力水平。面对中华民族伟大复兴的战略全局和世界百年未有之大变局，我们要认真学习领会习近平总书记重要讲话精神，总结汲取党在不同历史时期成功应对风险挑战的丰富经验，包括牢记中国人民抗日战争取得伟大胜利的深刻历史启示，汲取《论持久战》蕴含的宝贵历史智慧和养分。

# 学习任务六　解说词

 **学习目标**

1. 掌握解说词的写作方法。
2. 根据任务情境撰写解说词。
3. 提升对生活的感受力及文化自信。

 **创设情境**

最近，同学们正在学习辨认各类中药材，在学习过程中有了诸多收获。恰巧，学院组织"专业互讲"活动，即将本专业中有意思的、有特色的、典型的某个事物或某种活动介绍给其他专业的同学，从而增强专业认知力。作为班级推荐人选，你将代表中药专业的同学，采用通俗有韵味的语言，为其他专业的学生解说"当归"，使大家多方面认识当归，感受中药材的魅力。

你将如何写作这份解说词呢？

## 明确任务

根据创设情境，依照相关要求，完成本篇解说词的写作任务。

任务 1. 写作解说词前，思考要做的材料准备。

任务 2. 思考解说词的写作重点。

任务 3. 思考解说词的语言风格。

任务 4. 完成解说词写作，同时思考解说时的语言节奏。

## 知识橱窗

### 一、知识要点

解说词是对事物、人物、图像、事件、画面等进行解释说明的一种文体。换言之，解说词是通过语言的描述，使人们认识、了解被解说对象的来龙去脉及其价值意义等。在解说的过程中，解说者要尽可能使用渲染性的语言，让人们产生更深刻的感悟。解说词的分类和特点见表 1 – 6 – 1 和表 1 – 6 – 2。

表 1 – 6 – 1 解说词的分类

| 分类 | 说明 |
| --- | --- |
| 影视专题片、新闻纪录片解说词 | 此类解说词主要是为配合生动的画面或精彩场面写作的，一般涉及电视专题片、电影、纪录片、体育比赛等，其语言渲染力及情绪鼓动力强 |
| 文物古迹、风景名胜解说词 | 此类解说词是为配合古文物、古建筑、古董、风景、图片等进行写作的，通过语言重现文物、名胜的历史，带领人们走进其中 |
| 摄影图片、专题展览解说词 | 此类解说词是为配合摄影展览或其他专题展览进行写作的，帮助人们在参观过程中理解展品内涵 |
| 展品展销、企业形象宣传解说词 | 此类解说词重点在于展品宣传、企业形象宣传，因而此类解说词形象性较强、大众化程度高 |

表 1 – 6 – 2 解说词的特点

| 特点 | 说明 |
| --- | --- |
| 附着性 | 解说词必须与被解说的对象紧密相扣在一起，没有被解说的对象，便无解说的存在 |
| 说明性 | 解说词是配合被解说对象的特征及解说目的，确立解说重点的一种说明介绍类文字 |
| 顺序性 | 解说词应根据被解说对象的性质，按照事物陈列顺序、画面推移顺序或内在结构进行写作 |
| 形象性 | 解说词应通过形象化的语言，引起人们的兴趣，抓住人们的注意力 |

## 二、写作指南

1. 说明介绍型

以时间的先后顺序或事物的产出流程为序，对被解说对象进行说明；或以空间顺序为序，由外及里、从上到下、从前到后对被解说对象进行介绍；或以事理逻辑顺序，依次阐明事物名称、类型、功用等。

2. 分析型

以事物的内在发展逻辑为序，介绍被解说对象。常采用因果逻辑、层层递进、主次分别、总分结构、并列安排等方式演绎被解说对象。

3. 一般认识型

以人们的学习习惯为序，由浅入深地向受众解说人、事、物等。

## 三、注意事项

1. 材料准备

在写作解说词的准备阶段，要充分了解、全面研究被解说对象，大量收集素材，仔细把握事理关系，确保在写作解说词时，有翔实、准确的材料信息。

2. 行文结构

写作解说词时，要明确写作主题及讲解重点，针对具体对象确定解说方法。以被解说对象为中心，抓住其特征、本质及价值意义，条理清晰、脉络分明地完成解说词的创作。

3. 语言运用

解说词应力求真实准确、生动鲜活、雅俗共赏，可以适度追求语言的感染力，但应实事求是。语句要节奏鲜明、音律和谐，注意通俗化、口语化。

 范文引领

例文一

传说中的中国针灸

···········

针灸，是中医针法和灸法的总称。针法是用特制的金属针，按一定的穴位，刺入患者体内，运用操作手法，以达到治病的目的。灸法是用燃烧着的艾绒，温灼穴位的皮肤表面，利用热刺激来治病。针灸是一种"内病外治"的医术，是通过经络和穴位的传导作用，来疏通经络、调和气血、扶正祛邪，进而治疗疾病。

按照《黄帝内经》提示的办法，通过在经络的特殊节点，施以针灸疗法，可以让血脉得以畅通，让麻痹的肢体重新充满活力。

···········

在崆峒大地，针灸医学已经流传了上千年。在当今世界，它是为数不多的至今仍然焕发生机的古老医疗手段。

每一个细节，都充满了古老东方的神秘气息。"悬腕如执虎"，意思是拿针的手腕看似漫不经心，却需要注入降服猛虎的内力。"下针如走蛇"，是指下针时的劲道，要像灵蛇在大地上逶迤前行，看似柔弱，其实活跃敏捷。

传统的针法包括青龙摆尾、白虎摇头、苍龟探穴、赤凤迎源 4 种。而组合施治的手法更是变化无穷。

在古人眼中，人正是微缩的宇宙。天有四季，人有四肢，一年有 365 天，人体也有 365 个穴位。这些古雅的名词，代表着人体一个个连接经脉、贯通周身的穴位。而每个穴位的得名都有着特殊的掌故。

…………

——整理自纪录片《西北望崆峒》第五集 杏林仰圣

## 例文二

### 艾草

夏季刚刚开始。在惊蛰雷声中蠢蠢欲动的昆虫，经过了一春的成长，日渐羽翼丰满。病毒和细菌也伴随空气中温度、湿度的增加，悄悄滋生蔓延。在医疗水平不发达的古代，农历的五月被视作恶月。各种说不清的瘟疫，也和酷暑一起降临人间。于是生长在田野间的艾草得以登堂入室，成为辟邪驱秽的一种神奇存在。

摘取艾叶的新鲜嫩芽，焯水后切碎，与面粉搅拌均匀。艾叶的清香混合着面粉的甘甜，经过高温蒸制，最终成为口感绵密、软糯滋润的艾窝窝。这是流行在蕲春当地的经典面食。长期食用艾叶具有温通气血、祛寒除湿的保健功效。在盛产艾草的蕲春，人们用艾叶与不同食材搭配，形成一道道独具风味的地方美食。

中国人基于艾的创造远不止这些。将陈年的艾草放置于石臼内，经过千百次反复捣杵，一次次筛去艾梗和艾渣，直至艾叶变成柔软如云、温暖如煦的艾绒，然后用质地柔软疏松而又坚韧的棉质紧密包裹，形成柱状的艾条。自此，原本貌不惊人的艾叶也将在医者的手中开始一场更为奇妙的旅程。

——整理自《本草中国》

## 例文三

### 胡庆余堂

胡庆余堂，顾名思义，就是胡雪岩的庆余堂，有"江南药王"之称。胡雪岩，是中国著名的红顶商人，为富且仁，乐善好施，于人生后期创设了胡庆余堂。胡庆余堂地处杭州，研制传承各种古方，古有"北有同仁堂，南有庆余堂"之说。至今，胡庆余堂仍是声名远扬的国药老店。

### 建筑

胡庆余堂建筑群，坐落在杭州市河坊街历史文化街区内。它采用了"前店堂后作坊"的布局形式，是清代末期中药坊兼门市的典型建筑，也是国内目前保存最完整的清代徽派商业古建筑群。但是，胡庆余堂的建筑，亦有很多新潮的因素。胡庆余堂营业厅的天井等处，创新性地使用了玻璃天棚，这些玻璃天棚是中国传统木构架与西方玻璃材料的完美创新与结合。从建筑现存的情况来看，胡庆余堂建筑群是以院落为空间单元联合群体，布局规整、有序，是中国传统建筑美学的衍射。

### 文化

胡庆余堂能传承至今，其孕育的中药文化至关重要。1874 年，胡庆余堂开办之初，胡雪岩亲笔跋文"戒欺"二字，以之为店训，意在扬"多予少取，先予后取"之精神。在生产上，"戒欺"是"采办务真，修制务精"；在经营上，"戒欺"是"真不二价"。胡庆余堂的经营理念，超越了商业的逐利层面，是美好的社会公德的呈现。

### 药方

胡庆余堂传承至今，有着众多特有的古方，例如雪记九散膏丹、局方紫雪丹等，不计其数。于胡庆余堂而言，最珍贵的不是药方，而是炮制药材、锻造药方的过程中所秉持的独特理念。胡庆余堂，去山东采购金银花，去淮河流域采购黄芪，去川贵采购当归、党参，代代更替，未曾更改，只为拥有"道地"的药材品格。调制药膳，会在中医传统养生保健理论的指导下，根据中药的特性，结合食物的性味，加之厨师深厚的烹调经验，追求以药借食力，以食助药威。

翻开胡庆余堂自强不息的历史画卷，见到的是它在历史长河中肩挑的济世重任，见到的是它在非遗世界里追逐的传承与创新。

 **任务实施**

## 一、拟写提纲

| 标题 | 当归 |
|---|---|
| 开头 | 当归之名，……（故事导入） |
| 正文<br>（并列式写法） | 看当归之貌…… |
| | 识当归之性…… |
| | 晓当归之用…… |
| | 入当归之家…… |
| 结尾 | 当归，……（一句双关） |

## 二、起草正文

## 三、检查修改

关键点解析：

1. 格式

（1）写作中，注意段落更换的节奏。

（2）注意文章过渡语的选用。

2. 内容

（1）配合被解说对象，选择合适的解说方法。

（2）注意文章内容的延伸性，内容不可脱离被解说对象本身。

（3）行文要条理清晰，注意解说词中专业术语的使用情况。

（4）解说语言须准确生动、通俗鲜活，尽量区别于平实的说明文。

 **展示评价**

### 当归

中药，有很多种，当归，无疑是中医药材中极为常见的一种。这个名字中充满了浪漫气息的中药材，关于其名之来源，有着诸多的传说。

在流传于安徽的汉族传说中，"当归"之名，源于当归未归的一段爱情故事。相传一青年要进深山采药，临行前，与其妻讲定：如三年不归，可另嫁人。青年一走三年，杳无音信，其妻相思成病，只好改嫁。后采药青年归来，其妻说：三年当归你不归，如今我已为他人妻！采药青年无奈，馈赠药材于她后，悔恨而去。其妻亦想胡乱服药自尽，却药到病除。于是人们就把此草药命名为"当归"，言当归可归，当归未归即不可再归。

李时珍在《本草纲目》中亦称："古人娶妻要嗣续也，当归调血为女人要药，有思夫之意，故有当归之名。"此言正与唐诗"胡麻好种无人种，正是归时又不归"之旨相同。

在民间流传的众多传说里，当归有思夫归来之意，其又有使气血各有所归之用。因而，当归之名，乃名副其实。

当然，当归有很多别名，例如山蕲、白蕲、文无等。这个特殊的中药，在甘肃、四川、云南、陕西、贵州、湖北等地均有生长，属伞形科植物。鲜活的、未经炮制的当归，茎常带紫色，单叶，对生，叶片有小尖齿，叶柄具大叶鞘，外形与芹菜很是相似。中药材当归乃是当归的干燥根，略呈圆柱形。经过炮制的当归，外形多为不规则的薄片，表皮呈现出黄棕色至棕褐色，多数带有棕色的油点。当归之润肠通便的作用，与其带有油脂的特性，有莫大的关联。

在本草世界里，当归之用，随处可见。中医言当归，味甘辛，性温，惯常认为，归头可止血，归身可养血，归尾则可行血破淤。当归素有"十方九归"和"药王"之美誉，是妇科圣药，但其用远不止于妇科之内。

它每每都会出现在诸多养生药膳中。如当归生姜羊肉汤，这道用当归、生姜、羊肉入药的养生汤，煮汁后即可温服。在你因血虚而寒腹痛时、气血不足时、腰膝酸软时，喝上一阵儿当归生姜羊肉汤，那是十分有效的。再如芪党当归炖猪心，如果有时候需要益气补血、宁心安神的话，那么你以党参、黄芪、当归、红枣，猪心、生姜作料，炖煮后服用，也是可以完成诉求的。此外，还有当归黑豆汤、当归延胡索汤、当归乌豆独活汤、当归黄芩芍药汤等民间流传很久的药膳方子。

当归，是思念尚有来处，亦有归途；当归，是人之气血两相归。

**任务评价考核表**

| 学习过程 | 评价要素 | 考核成绩 | | |
| --- | --- | --- | --- | --- |
| | | A 能够完成（8~10分） | B 基本完成（5~7分） | C 尚未完成（0~4分） |
| 课前自学 | 完成课前预习，了解解说词的特点 | | | |

续表

| 学习过程 | 评价要素 | 考核成绩 | | |
|---|---|---|---|---|
| | | A 能够完成<br>（8～10 分） | B 基本完成<br>（5～7 分） | C 尚未完成<br>（0～4 分） |
| 获取信息 | 准确、快速确定任务核心要求 | | | |
| 理论学习 | 学习思路清晰，主动回答问题 | | | |
| 任务实施 | 在教师的指导下，梳理解说词写作材料，确定行文逻辑，完成解说词写作 | | | |
| 信息处理 | 通过多样化的例文导览，选取合适的行文风格，运用通俗、生动的语言，优化写作成果 | | | |
| 展示分享 | 展示分享亮点，总结分析不足 | | | |

 **拓展阅读**

扫描下方二维码，获取更多与本任务相关的知识。

解说词拓展阅读

 **思考与练习**

### 一、填空题

1. 解说词主要有_____、_____、_____、_____等几类。

2. 解说词的特点主要有_____、_____、_____、_____。

3. 解说词必须与_____紧密相扣在一起，没有_____，便无解说词的存在。

### 二、问答题

写作解说词时，行文结构可以考虑哪些成文方式？

### 三、场景写作

中国人向来讲究食补。请你为药膳"白芷茯苓粥"撰写一份解说词。要求：语言生动形象，500 字左右。

思政点拨

### "2022 年北京冬奥会" 中央电视台解说词节选

今天立春。二十四节气倒计时，把最后一秒钟留给了立春。在立春之日北京冬奥会开幕。我们与全世界的朋友们共同迎接一个新的春天。

现在场内进行的是欢迎表演。小草萌发，预示着春天来了。万物复苏，生机勃勃。这是一场绿色的充满生机的欢迎表演，这是东道主对于全世界运动员的欢迎之情。一直以来，我们坚定支持，积极参与奥林匹克运动，奥林匹克运动也在中华大地蓬勃发展，迸发出了新的活力。现在场地中心形成了一朵蒲公英。一个小男孩儿的剪影出现在场地一侧，小男孩儿轻吹一口气，蒲公英飞散开来向着天空飞去。蒲公英的种子飞向天空，变成了夜空中的焰火。焰火飞散，春天的种子撒满大地。

⋯⋯⋯⋯⋯

现场的大屏幕上一滴冰蓝色的水墨从天而降。它幻化成为黄河之水，黄河之水倾泻而下。一瞬间，整个场地内都奔腾着滚滚而来的黄河之水。河水慢慢冰冻，奔腾的场面逐渐静谧，变成一片冰的世界。场地内出现了一个巨大的冰立方。冰立方上光影闪动，二十四套激光刻刀在冰立方上不断雕刻。从第一届法国夏蒙尼冬奥会开始，历届冬奥会的标志逐一被雕刻了出来。激光刻刀继续雕刻，冰立方上的图案最终定格在了 2022 年北京冬奥会。冰立方前出现了六名冰球运动员，他们挥动球杆，将冰球击入冰立方。冰球来回撞击，带动激光刻刀更激烈地雕刻，冰立方开始发生变化。一个晶莹剔透的冰雪五环从冰立方当中雕刻了出来。冰雪五环，破冰而出。破冰寓意着打破隔阂，互相走进。大家融为一体。

[点拨] "野火烧不尽，春风吹又生。"这句千年前的古诗，就曾讲述过春风化雨、遍地青青的野草所蕴含的勃勃生机。文化绵延了几千年的中华民族至今仍是生机盎然，一往无前。蒲公英的种子可乘风飞翔，落地生根。它们自由自在，随遇而安，生命力顽强。"黄河之水天上来"是无数诗人笔下倾泻的浪漫，水可奔腾，冰可静谧，破冰是中国人民在今天仍然追求的天下大同。

关于古董、文物、遗迹、文化展览等的解说词中，向来充满了中华传统文化的气息。在宣传与展示积淀了民族文化的艺术品时，要着重凸显其中蕴含的优秀传统文化因素。创作与传达解说词内容的过程，也是文化传承与发扬的过程。

# 第二章

# 行政公文类

 **本章导读**

　　行政公文类应用文是在治理社会、管理国家的公务实践中使用的具有法定权威和规范格式的应用文体。根据医药类专业岗位需求，本章选择通知、请示、计划、总结、函和会议纪要 6 种文体作为学习任务。写作时往往要求起草者要结合岗位工作实际，熟悉工作流程，多使用庄重、平实、概括性的文书用语，少用形象和描绘性词语和口语，更不能使用方言土语。

　　写作通知、请示时，要特别注意事项表达清楚、简练；写作计划、总结时，要特别注意实事求是，不能凭空捏造；写作函时，要特别注意使用的对象；写作会议纪要时，要特别注意不要和会议记录混淆。

# 学习任务一　通知

 **学习目标**

1. 掌握通知的写作方法和技巧，知晓发布通知的相关要素。
2. 能够根据任务情境撰写通知。
3. 培养严谨、规范的工作作风。

 **创设情境**

　　××市中医院为深入贯彻落实中共中央宣传部有关"中华优秀传统文化传承发展工程"的指示精神，弘扬中医药文化，积极开展"中医药趣味课走进校园"活动。医院行政办公室小陈需要通知各科室主任参加会议，时间是 2022 年 6 月 15 日下午 4：00，地点是医院五号楼 302 会议室，内容是讨论确定中医药趣味课授课人员以及具体授课选题，要求与会人员按时出席。

假如你是小陈，应该如何传达这则消息？

 **明确任务**

根据创设情境，帮助小陈传达这则消息，完成本篇应用文的写作。

任务 1. 学习通知的定义、种类及特点。

任务 2. 梳理归纳通知的写作格式及写作要点。

任务 3. 结合写作缘由和具体事项，撰写通知。

 **知识橱窗**

## 一、知识要点

通知适用于转批下级单位公文，转发上级单位和不相隶属单位的公文，传达要求下级单位办理或需要有关单位周知或执行的事项。通知大多属于下行文，是各级党政机关、企事业单位在公务活动中常见的一种公文，使用频率高，应用范围广。通知的种类和特点见表 2 – 1 – 1 和表 2 – 1 – 2。

表 2 – 1 – 1　　　　　　　　　　　　　　　通知的种类

| 种类 | 说明 |
| --- | --- |
| 发布性通知 | 用于发布指令、布置工作。很多文件都用通知颁布 |
| 指示性通知 | 用于上级单位向下级单位指示部署事项、安排工作要求办理。这类通知具有强制性、指挥性和决策性 |
| 批转性通知 | 用于将某一下级单位的文件转发给有关下级单位，也常用于颁发相关隶属单位制定的规章制度 |
| 事务性通知 | 多用于向下级传达周知或要求执行的事项，如对下级单位就某一具体事项布置工作、交代任务；不相隶属的单位之间就某一项具体工作的开展或某一具体问题的解决要求对方配合、协助处理 |
| 任免性通知 | 上级单位任免下级单位的负责人及相关人员 |

表 2 – 1 – 2　　　　　　　　　　　　　　　通知的特点

| 特点 | 说明 |
| --- | --- |
| 广泛性 | 不受内容轻重繁简的制约，也不受单位性质和级别的限制，灵活自由，使用方便 |
| 时效性 | 对时效性有明确的要求，必须在规定的时间内完成 |
| 指导性 | 有些通知对下级单位具有约束力，起指挥、指导作用 |

## 二、写作指南

通知一般由标题 + 主送单位 + 正文 + 落款构成。

1. 标题

通知的标题应准确、简要地概括通知的主要内容。标题位于正文的上端中央位置，格式有完整式和省略式两种。

（1）完整式标题。完整式标题由发文单位＋事由＋文种构成。如例文一《国家卫生健康委办公厅关于开展老年医疗护理服务试点工作的通知》，"国家卫生健康委办公厅"是发文单位，"关于开展老年医疗护理服务试点工作"是发文的事由，"通知"则是使用的文种。

（2）省略式标题。省略式标题省略发文单位或发文事由。如例文二《会议通知》这一标题，省略了发文单位。当然也可直接用"通知"二字作为标题。

2. 主送单位

主送单位是通知的受文单位，应该使用单位的全称或规范化简称。通知的主送单位应位于标题下空一行，居左顶格，回行时仍顶格，最后一个机关名称后标全角冒号。

3. 正文

通知的正文由开头＋事项＋结尾构成。

通知的正文编排于主送单位的下一行，每个自然段左空二字，回行顶格。

开头部分交代通知的原因、依据、事由和目的。通知的事项阐述受文单位需要完成的任务或应当办理的事宜，以及在执行中应当把握的原则、方针、政策等。根据通知的内容不同，写作方法有所不同，内容相对简单的可以采用段落式写法，内容相对复杂的可以采用条款式写法。通知的结尾一般会对受文单位提出希望和号召。正文部分也常采用"特此通知"作为结语。

4. 落款

通知的落款由发文单位＋发文日期构成。

通知的落款在正文之后空两行以发文日期为准右空4个字编排。署名须写发文单位的全称或规范化简称。如标题中含有发文单位，此处可省略发文单位。

发文单位下一行右空4个字编排发文日期，通知的发文日期用阿拉伯数字，年、月、日写全，并加盖公章。

## 三、注意事项

1. 及时行文

通知常常是要求下级单位办理某项事项，时效性强，行文须及时。倘若通知行文不及时，就会延误工作或影响效率。事务性通知要注意要素齐备、事项具体，令被通知对象无疑问，讲究以政策法规为依据，增强发文的权威性。

2. 按需行文

根据工作的实际需要安排通知的内容，该长则长，该短则短。发布性通知行文要简洁、开门见山；指示性通知要写得具体、明确可行；批转性通知要讲明依据、阐明意义；事务性通知强调晓谕性。撰写会议通知，事项要交代齐全，即写明会议召开的目的、时间、地点、参会人员、联系人及会议需要携带的相关资料等。

## 范文引领

### 例文一

#### 国家卫生健康委办公厅关于开展老年医疗护理服务试点工作的通知

国卫办医函〔2021〕560 号

北京市、天津市、山西省、吉林省、上海市、江苏省、浙江省、安徽省、山东省、湖北省、广东省、广西壮族自治区、海南省、四川省、陕西省卫生健康委：

为贯彻落实党中央、国务院关于全面推进健康中国建设，实施积极应对人口老龄化国家战略的重大决策部署，加快推动各地落实《关于促进护理服务业改革与发展的指导意见》《关于加强老年护理服务工作的通知》《关于加强老年人居家医疗服务工作的通知》等要求，切实增加老年人医疗护理服务供给，精准对接老年人多样化医疗护理服务需求。经研究，我委确定部分省份作为老年医疗护理服务试点地区。现将试点工作方案印发给你们，请结合本地实际制定具体试点方案并认真组织实施。

试点省份要切实加强领导，确保试点工作顺利开展，及时报告试点有关进展情况。本地区具体实施方案请于 2021 年 12 月 31 日前报送我委医政医管局。

附件：《老年医疗护理服务试点工作方案》

国家卫生健康委办公厅（盖章）

2021 年 11 月 15 日

### 例文二

#### 会议通知

各分公司：

为贯彻市政府安全生产工作会议精神，研究落实药品安全生产事宜，总公司决定召开 2022 年上半年药品安全生产工作会议。现将有关事项通知如下。

1. 会议时间：2022 年 7 月 5 日上午 8：30。

2. 会议地点：总公司三楼会议室。

3. 参会人员：各分公司经理、各车间负责人。

4. 各单位报送的经验材料，请于 7 月 3 日前报公司技安科。

联系人：张××

联系电话：158×××××××

特此通知。

××医药有限公司（盖章）

2022 年 7 月 1 日

**任务实施**

## 一、拟写提纲

标题　　　　　　　　　　×××××关于××××的通知

主送单位　　××××：

为深入贯彻落实……的指示精神，我院决定召开……会议。现将会议相关事宜通知如下。

会议时间：××××年××月××日上/下午××：××

会议地点：××楼××会议室

正文　　　参会人员：……

会议内容：……

会议要求：……

联系方式：……

特此通知。

落款　　　　　　　　　　　　　　　　　××××（盖章）

　　　　　　　　　　　　　　　　　××××年××月××日

## 二、起草正文

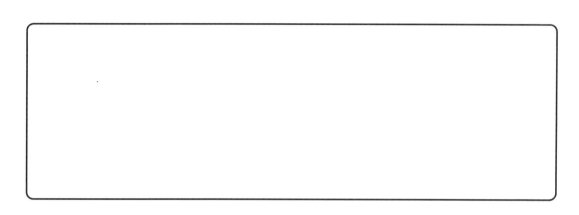

## 三、检查修改

易错点解析：

1. 通知写作格式不规范，受文单位名称不全、未顶格写，正文没有空两格，落款时间未书写。

2. 会议通知正文内容交代不完整，未写明会议召开的目的、时间、地点、参会人员、联系人等必要信息。

3. 行文不简洁，语句不流畅。

 展示评价

**××市中医院关于召开"中医药趣味课走进校园"活动筹备会议的通知**

各科室主任：

　　为深入贯彻落实中共中央宣传部有关"中华优秀传统文化传承发展工程"的指示精神，弘扬中医药文化，我院决定召开"中医药趣味课走进校园"活动筹备会议。现将会议相关事项通知如下。

　　会议时间：2022年6月15日下午4：00。

　　会议地点：医院五号楼302会议室。

　　参会人员：各科室主任、拟推荐授课人员。

　　会议内容：讨论确定活动具体安排。

　　会议要求：与会人员提前确定好授课选题，并携带活动相关材料按时到会。

　　联系人：×××。

　　电话：××××××××××××。

　　特此通知。

××市中医院（盖章）

2022年6月10日

任务评价考核表

| 学习过程 | 评价要素 | 考核成绩 | | |
|---|---|---|---|---|
| | | A 能够完成<br>（8～10 分） | B 基本完成<br>（5～7 分） | C 尚未完成<br>（0～4 分） |
| 课前自学 | 完成课前预习，了解通知的写作要求 | | | |
| 获取信息 | 快速浏览创设情境并明确写作任务 | | | |
| 理论学习 | 学习思路清晰，主动参与课堂互动 | | | |
| 任务实施 | 在教师的指导下，梳理通知的写作要素，根据要求撰写通知 | | | |
| 信息处理 | 通过头脑风暴等方式，按要求采用信息化技术等手段，优化活动成果 | | | |
| 展示分享 | 展示分享亮点，总结分析不足 | | | |

 **拓展阅读**

扫描下方二维码，获取更多与本任务相关的知识。

通知拓展阅读

 **思考与练习**

### 一、填空题

1. 通知的写作结构可以分为_____、_____、_____、_____。

2. 按照通知的内容划分，范文引领中例文一属于_____通知。例文二的发文缘由是_____。

3. 内容相对简单的通知可以采用_____写法，内容相对复杂的可以采用_____写法。

### 二、病例诊断

下面是一则通知，在格式、内容和语言上都存在一些问题，请根据通知的写作规范进行修改。

**关于召开布置开展增产、劳动竞赛会议的通知**

各分公司、分厂、各分车间党支部、公司中直属各部门：

为贯彻上级精神，总公司董事会研究决定在全公司范围内广泛开展增产节约、劳动竞赛活动。现在把会议有关问题通知如下：

（一）会议时间：2022 年 10 月 4 日—8 日。

（二）会议地点：总公司招待所。

（三）与会人员：各分公司、分厂、各分车间党支部、公司中直属各部门主管生产的负责同志、工会主席等。

请各单位准备好本单位开展劳动竞赛活动的经验材料，要求 2 000 字左右，报到时交会务组。并请与会人员 2022 年 10 月 4 日前来报到。

×× 省石化总公司（印章）

二〇二二年九月二十日

### 三、场景写作

为保证产品质量，贯彻落实药品生产制度及操作规程，×× 医药公司决定于 2022 年 1 月 20 日 10：00 在公司大厦一楼会议室召开 2022 年度生产部门质量工作会议。要求公司生产部门负责人及各车间主任参加会议。相关单位于会议召开两日前向公司提交上一年度部门质量工作报告。

请你根据以上场景材料，撰写一则会议通知。要求：格式规范，语言简练，符合通知的写作要求。

## 学习任务二　请示

### 学习目标

1. 知晓请示的特点、种类和结构等知识，掌握请示的写作方法及注意事项。

2. 能够撰写合乎规范的请示。

3. 能够运用请示解决工作中需请上级单位审核批准、给予明确指示、裁决重大分歧等具体问题，培养规矩意识。

### 创设情境

办公室秘书小陈接到领导安排的任务，自己所在的 ×× 县 ×× 办公室拟成立药品医疗器械不良反应监测中心，成立该中心需要撰写请示得到上级部门省药品监督管理局的批准。

拟成立药品医疗器械不良反应监测中心需向上级说明硬件设施及机构职责等内容。一是硬件设施：在县城内规划 700 $m^2$ 的用地建设监测中心，需要建设经费 500 万元。二是机构职责，包括：①负责本辖区内药品、医疗器械不良反应监测的组织实施工作和药品、医疗器械不良反应病例的收集上报，组织一般性药品、医疗器械不良反应病例的调查评价工作；②组织开展药品、医疗器械不良反应事件，合理用药知识，药物滥用监测的宣传、教育、培训和信息交流工作；③负责药品、医疗器械不良反应事件及安全事故的应急处理工作。

假如你是小陈，该如何完成撰写请示的任务呢？

## 明确任务

任务 1. 学习请示应用范围及写作要点。

任务 2. 认真梳理创设情境的各要素，明确请示写作思路。

任务 3. 根据创设情境撰写请示，完善并优化写作成果。

## 知识橱窗

### 一、知识要点

请示是向上级机关请求指示、批准时使用的一种上行文种。请示的种类和特点见表 2 - 2 - 1 和表 2 - 2 - 2。

表 2 - 2 - 1 　　　　　　　　　　　　　　请示的种类

| 种类 | 说明 |
| --- | --- |
| 请求指示类 | 一般是政策性请示，是下级机关需请示上级机关对原有政策规定作出明确解释，对变通处理的问题作出审查认定，对处理突发事件或新情况、新问题作出明确指示等的请示 |
| 请求批准类 | 即下级机关针对某些具体事宜向上级机关请求批准的请示 |
| 请求解决（帮助）类 | 即在本单位的工作中遇到人力、物力、财力方面的困难难以解决的，需要请求上级帮助解决的请示 |
| 请求批转类 | 即就某一涉及面广的事项提出处理意见和办法，但按规定又不能指令平级机关或不相隶属部门办理，需上级机关审定后批转执行的请示 |

表 2 - 2 - 2 　　　　　　　　　　　　　　请示的特点

| 特点 | 说明 |
| --- | --- |
| 单一性 | 请示的行文方向单一，限于下级机关向上级机关行文，平行或者不相隶属的机关之间不能使用；主送机关单一，同时送其他机关则只能用抄送形式 |
| 期复性 | 请示是下级机关为了请求上级机关批准某一事项或者解决某个问题而发出的，为了得到上级机关明确的批复 |
| 时效性 | 请示的事项都是待解决的问题，因而时效性很强，上级机关不论同意与否都应及时回复 |
| 先行性 | 请示需要在事前行文，不能先斩后奏，待请示批复后才能实施 |

## 二、写作指南

请示由标题+主送机关+正文+落款构成。

1. 标题

标题由发文机关+事由+文种构成，或由事由+文种构成，且需明确、简洁表述出请示的意向，便于上级机关准确把握行文目的。

2. 主送机关

请示的主送机关指的是负责受理和答复该文件的机关，主送机关应写单位全称或规范化简称。请示的主送机关应位于标题下空一行，居左顶格。

3. 正文

正文由开头+事项+结语构成。

请示的正文编排于主送机关的下一行，每个自然段首行缩进两个字，段落两端对齐，回行顶格。

开头部分主要交代请示的缘由。这是行文的重点，是请示事项能否成立的前提条件。要交代清楚事项产生的背景和原因，阐述请示的理由和依据。原因要客观具体，理由要合理充分，便于上级机关及时作出有针对性的批复。

事项部分是向上级机关提出具体请求、陈述缘由的目的所在，这部分内容要单一，只适合请求一件事情。请示事项要写具体，条理要清晰。

结语部分需要另起段，常用结语有"当否，请批示""妥否，请批示""以上请示如无不妥，请批准""请予审批""特此请示""请核批"等。

4. 落款

落款由发文机关+发文日期构成，并加盖公章。

请示的落款在正文之后空一行以发文日期为准居中编排。落款须写发文机关的全称或规范化简称。如标题中含有发文机关，此处可省略。

发文机关下一行右空4个字编排发文日期，用阿拉伯数字，年、月、日写全。

## 三、注意事项

1. 应做到一事一文

一份请示只能有一个请示事项。多个请示事项会缺乏针对性和单一性，导致事项不突出、不明确，不利于所请示事项的及时解决。另外，若请示多个跨部门、跨领域问题，会给上级机关指示和批准带来公文处理上的难度，影响办事效率。

2. 主送机关只能是一个

请示若有多个主送机关叫多头请示，多头请示会使受文的多个上级机关不便于批复，或者说无法批复。一般情况下，请示不宜向上级机关的领导者个人行文。

3. 不能越级请示

不允许越级请示，这是由各级机关的职能和职责所决定的。

4. 不能同时抄送下级机关

请示虽然是正式公文，但不能同时抄送下级机关，这是由请示的性质所决定的。请示属于上行文，在尚未得到上级机关指示或批准前，不宜将有关事项告知下级机关。

 **范文引领**

**例文一**

××县药品监督管理局关于预算购买执法装备经费的请示

××县人民政府：

根据县人民政府"三定"方案，我局主要承担辖区内药品、医疗器械生产流通使用环节监管，化妆品生产流通使用环节安全监管等职能职责。为了更好地履行职责，我局在辖区内成立了9个片区药品监督管理所，目前基层监管所和稽查执法大队尚缺乏必要的执法装备。为进一步加强基层药品监管执法能力建设，有效提升药品监管效能，保障我县药品安全，经研究，拟购买执法记录仪、摄像机、便携式打印机、笔记本电脑等一般执法装备，共需资金约19.8万元，特申请县财政预算该项资金。

当否，请批示。

附件：县药品监督管理局拟购执法装备预算清单

××县药品监督管理局<br>××××年××月××日

**例文二**

关于物流仓储项目执行结建审批政策的请示

××省人防办：

根据《省人防办关于简政放权促进发展等优惠政策的意见》（××办发〔××××〕38号），新建用于物流的仓储建筑，如该建筑规划用地性质属工业用地，对该建筑免建人防工程免收易地建设费，但规划用地性质属仓储物流用地的建筑（如分拣厂房、分拣车间、加工车间、组装厂房等）没有明确的规定。现请省人防办予以明确规划用地性质属仓储物流用地中的厂房、车间是否属人防结建范围，是否缴纳结建人防工程易地建设费。

请批复。

××市人民防空办公室<br>××××年××月××日

**任务实施**

## 一、拟写提纲

标题                    关于在××县成立××××中心的请示

主送机关   省药品监督管理局：

        根据……工作需要，进一步加强器械、保健品、化妆品不良反应监测和药品安全工作，拟成立××××中心，有关事项请示如下：

        一、硬件设施

正文         …………

        二、机构职责

        …………

        妥否，请批示。

 

落款                             ××县××办公室

                            ××××年××月××日

## 二、起草正文

### 三、检查修改

易错点解析：

1. 格式

（1）受文单位名称不全。

（2）受文单位不顶格写，正文自然段首行没有空两格。

（3）落款内容不完整，落款日期没有右空 4 个字。

2. 内容

（1）正文内容未交代清楚请示的缘由，或交代不简洁、精炼，过于笼统。请示事项涉及多方面，条项未写清，不便于上级机关作出有针对性的批复。

（2）语句口语化，未使用归纳性的书面语言，结构逻辑不严密。

 ## 展示评价

关于在××县成立药品医疗器械不良反应监测中心的请示

省药品监督管理局：

根据国家、省市工作要求与我县实际工作需要，进一步加强器械、保健品、化妆品不良反应监测和药品安全工作，拟在我县成立药品医疗器械不良反应监测中心，有关事项请示如下：

**一、硬件设施**

在县城内规划 700 m$^2$ 的用地建设监测中心，需要建设经费 500 万元。

**二、机构职责**

1. 负责本辖区内药品、医疗器械不良反应监测的组织实施工作和药品、医疗器械不良反应病例的收集上报，组织一般性药品、医疗器械不良反应病例的调查评价工作；

2. 组织开展药品、医疗器械不良反应事件，合理用药知识，药物滥用监测的宣传、教育、培训和信息交流工作；

3. 负责药品、医疗器械不良反应事件及安全事故的应急处理工作。

妥否，请批示。

××县××办公室

××××年××月××日

**任务评价考核表**

| 学习过程 | 评价要素 | 考核成绩 | | |
| --- | --- | --- | --- | --- |
| | | A 能够完成<br>（8～10分） | B 基本完成<br>（5～7分） | C 尚未完成<br>（0～4分） |
| 课前自学 | 完成课前预习，了解请示写作要求 | | | |
| 获取信息 | 准确快速梳理并确定任务信息 | | | |
| 理论学习 | 学习思路清晰，主动回答问题 | | | |
| 任务实施 | 在教师的指导下，梳理请示写作的相关要素，撰写请示 | | | |
| 信息处理 | 采取头脑风暴等方式，归纳分析相关写作信息，优化活动成果 | | | |
| 展示分享 | 展示分享亮点，总结分析不足 | | | |

 **拓展阅读**

扫描下方二维码，获取更多与本任务相关的知识。

请示拓展阅读

 **思考与练习**

## 一、填空题

1. 请示的写作结构可以分为_____、_____、_____、_____。

2. 请示的特点主要有_____、_____、_____、_____。

3. 请示的标题可由_____或_____构成。

## 二、病例诊断

下面一份请示在格式、内容和语言上都存在一些问题，请根据请示的写作规范进行修改。

### 关于解决垃圾处理专项资金的请示

市创建文明城市办公室：

按照市创建文明城市办公室的统一安排部署，我区高度重视文明城市创建工作，各项工作有条不紊，成效明显。根据市创建办的统一要求，我区垃圾处理工作进展总体比较顺利，但是由于我区财力不足，不能有效解决垃圾总量偏大、处理设施设备落后、保洁人员经费不足等问题，严重影响垃圾处理进度。

为确保在一个月内彻底解决垃圾问题，特请求市创建办解决我区垃圾处理专项资金100万元，主要用于购置垃圾处理设备、保洁人员工资等。我区将严格加强资金管理，确保专款专用。同时，加大垃圾处理力度，确保按时高质量完成垃圾处理问题，为全市文明城市创建做出积极贡献。

×× 区创建文明城市办公室

××××年××月××日

## 思政点拨

### 党内请示报告制度的建立

1947年下半年，解放战争由战略防御进入战略进攻阶段，许多解放区连成一片，各地党和军队的领导机关过去长期保持的很大自治权的状况，已不能适应战争形势迅速发展的需要，党内存在的某些无纪律、无政府状态和地方主义、游击主义倾向严重影响着革命事业的发展，迫切需要加强集中统一指挥，将权力集中到中央，以保证中央政令军令畅通。为此，中央决定建立严格的请示报告制度。

1948年1月7日，毛泽东起草了《关于建立报告制度》的指示，要求从当年起必须改正对上级事前不请示、事后不汇报的不良习惯。指示规定，各中央局和分局书记每两个月向中央和中央主席作一次综合报告。报告内容包括该区军事、政治、土地改革、政党、经济、宣传和文化等方面活动的动态，活动中发生的问题、倾向以及解决办法；各野战军首长和军区首长除常规的报告请示外，须每两个月作一次政策性的综合报告，内容包括该军纪律、物质生活、指战员情绪等多方面情况。

指示发出后，中共中央根据形势的需要，对请示报告制度先后作了多次补充，要求各级党组织和军事机关严格执行。中央采用严厉督促、转批报告、综合通报和个别指导等方法，促进制度落到实处，并对执行不力的党组织和军队进行了严厉批评。

1948年9月，中共中央政治局召开会议，通过了《中央关于各中央局、分局、军区、

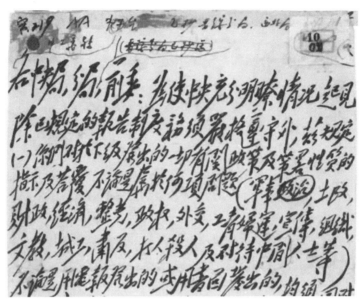

毛泽东起草的《关于建立报告制度》的指示（部分）

军委分会及前委会向中央请示报告制度的决议》（以下简称《决议》），《决议》对各项工作中何者决定权属于中央，何者必须事前请示并得到中央批准后才能付诸实行，何者必须事后报告中央备审都作了详细规定，从而使下级在请示报告时有章可循、有法可依，避免了下级因害怕承担责任大事小情都向中央请示的不良偏向。《决议》要求各中央局、分局、军区、军委分会及前委会，具体规定区党委、省委、军党委以至县委和师（旅）团定期向上级请示报告，达到全党全军在方针上、政策上、行动上的完全一致。《决议》标志着党内请示报告制度在全党全军最终确定下来。

——摘自《共产党员应知的党史小故事》（人民出版社 2019 年版）

[点拨] 在今后的职场工作中遇到各种超出能力范围的事情，我们需要请示上级，并切记不能越级请示。要注意请示的方式方法，在撰写请示时申述理由的切入点要"准"，申述理由的论述要"足"，申述理由的论证要"透"。一份请示的理由往往有很多，如何选择申述的切入点，是写好请示的关键。从根本上讲，请示目的能否得以实现，关键取决于"请示理由"是否合理、充分、有力、令人信服。

# 学习任务三　计划

 ## 学习目标

1. 掌握计划写作的基本格式及注意事项，知晓计划的三要素。

2. 能根据实际情况，撰写规范完整、科学可行的计划。

3. 培养良好的时间观念，提高自我管理和自主学习的能力。

 **创设情境**

你作为××省医药技师学院二年级的学生，本学期课程包含了一门《医药应用文写作》，然而写作一直是你的弱项。为了能够系统学习这门课程，提高《医药应用文写作》学习效率，经过老师的指点，你将制订《医药应用文写作》学习计划，打算除课堂时间认真听讲外，也充分利用课余时间进行系统学习。

你将如何制订《医药应用文写作》的学习计划呢？

 **明确任务**

能够根据自身的习惯及时间安排，制订合理的《医药应用文写作》学习计划。

任务 1. 根据自身的情况，设定适宜的目标。

任务 2. 分析情境，罗列撰写计划所需的要素。

任务 3. 按照所学格式撰写可行的学习计划书。

任务 4. 检验自己的计划效果，并作出调整。

 **知识橱窗**

## 一、知识要点

计划是国家机关、企事业单位、社会团体、个人预先对今后一定时间内的工作、活动作出计划安排的一种事务性文书，实践中也称安排意见、工作要点或者规划等。计划的分类和特点见表 2 – 3 – 1 和表 2 – 3 – 2。

表 2 – 3 – 1　　　　　　　　　　　　　计划的分类

| 分类 | 说明 |
| --- | --- |
| 按内容划分 | 可分为学习计划、工作计划、生产计划、财务计划、教学计划、分配计划、销售计划等 |
| 按使用范围划分 | 可分为班组计划、单位计划、地区计划、国家计划等 |
| 按时间划分 | 可分为周计划、旬计划、月计划、季计划、年计划、五年计划（规划）、十年计划（规划）等 |
| 按性质和作用划分 | 可分为指令性计划、指导性计划、综合计划、专题计划等 |

表 2 – 3 – 2　　　　　　　　　　　　　计划的特点

| 特点 | 说明 |
| --- | --- |
| 针对性 | 根据党和国家的方针、政策精神和有关法律、法规，针对本系统、本机关、本单位、本部门或个人的实际情况制定 |

续表

| 特点 | 说明 |
|------|------|
| 预见性 | 在行动之前制定，以实现今后的目标、完成下一步工作和学习任务为目的 |
| 可行性 | 所提出的目标和任务、方法和步骤、要求和措施等，应当是可靠的和切实可行的，要从客观上保障计划的实施 |
| 约束性 | 计划一经通过、批准，在它所涉及的范围内，就有了一定的约束性，机关、单位、部门、个人在工作中必须按要求予以贯彻执行，不得随意变更，更不能不予实施 |

## 二、写作指南

计划一般由标题、正文和落款构成。

1. 标题

计划的标题常规写法是由单位、时间、事务、文种 4 个要素构成，如例文一《××市 2021 年药品零售企业专项检查工作计划》。除常规写法外，还有一些变通的写法，变通一方面表现在要素的省略上，另一方面表现在文体名称的变化上。

要素的省略。有的标题会省略单位，仅由时间、事务和文种 3 个要素构成，如《2021 年销售工作计划》。有的标题会省略时间，如例文二《××药店商品管理工作计划》，但这种省略方式常见于专题计划中。有的标题会省略单位和时间两个要素，由事务和文种构成，如《科研工作计划》。要素省略的前提是令人不会产生歧义。

文种名称的变化。由于每一份计划所强调的重心各有侧重，其指挥性、约束性的强弱程度也有较大不同，计划不一定都用本名做标题，可以根据自身的特点和需要变换名称，如《××大学党委宣传部 2021 年工作要点》《党委中心学习组 2023 年理论学习安排》。

2. 正文

计划的正文包括前言、主体和结语 3 部分。

（1）前言（开头、引言）。前言是计划的开头部分，通常写明制订计划的背景、根据、目的、意义、指导思想等。一般包括 4 个方面内容：制订计划的依据、完成计划的条件、完成计划的意义、制订计划的目的，常用一到两个自然段表述。

（2）主体。主体是计划的核心，此部分应写清楚计划的目标（做什么）、措施（如何做）、步骤（时间节点），即计划的"三要素"。目标是指计划在规定时间内要完成的总的指标、任务或工作项目，以及由此分解出来的各项工作的分指标、分任务和分工作项目；措施是完成指标、任务或工作项目的办法和保障，包括组织分工、进程安排、物质保障、方式方法等；步骤是指完成质量、数量、时间上的要求，或者实现计划分几个阶段。主体是计划中篇幅最大的一部分，由于内容繁多，需要分层、分条撰写。

（3）结语。结语是计划的执行要求，但有的计划是没有结语的，主体内容表述完毕全文就结束了。

3. 落款

计划的落款由署名和时间两项构成。

署名须写制订计划的单位名称及个人姓名，如标题中已含有单位名称或个人姓名，这里可以不写。时间是计划通过或批准的年、月、日。有的单位为了表示郑重和严谨会加盖公章。

### 三、注意事项

1. 要落实政策

制订计划要注意深刻领会党和国家的有关方针、政策等精神，并将此作为指导思想，指导思想一般在计划正文的前言中写出。

2. 要实事求是

制订计划要本着实事求是的原则，切勿脱离实际，所定目标、任务及标准既不能过高，也不能过低，要以科学的态度分析制订计划前的实际情况，充分考虑有利的因素和存在的困难。

3. 要具体明确

计划规定的任务一定要重点突出、具体明确、有主有次；同时要有明确的要求，要规定清楚数量、质量、工作步骤和时间进度，决不能模棱两可、责任不清、要求不明。要针对完成任务提出具体措施，提出实施计划的具体办法和资源部署，保证计划完成，便于执行、督促和检查。要说清楚做什么、做到什么程度、怎么做、什么时间做（完）等问题。

4. 要留有余地

计划是对未来工作的预测性设想和安排，有待实际工作的检验。在计划实施过程中，当情况发生变化时，计划应做灵活且适当的调整，使计划能顺利完成。

 **范文引领**

**例文一**

××市 2021 年药品零售企业专项检查工作计划

**一、工作目标**

认真贯彻实施《中华人民共和国药品管理法》《中华人民共和国药品管理法实施条例》《药品流通监督管理办法》，切实加强药品零售企业的日常监管，严肃查处各种违法违规行为，使全区的药品流通秩序进一步规范，以确保公众的用药安全。

**二、检查范围和对象**

全区范围内的所有药品零售企业。

**三、检查重点内容、方法和处理意见**

对全区药品零售企业的人员资质以及药品进货、验收、陈列、储存和销售等环节进行专项检查，重点检查处方药凭处方销售、处方药与非处方药分类摆放、专有标识规范、处方审核制度落实、驻店药师配备在职在岗、是否存在违规经营零售药店禁止经营的药品、是否存在挂靠经营和超范围经营药品、是否违规发布药品广告等情况。

对检查中发现的问题按下列处理意见进行查处。

1. 严禁药品零售企业以任何形式出租或转让柜台。禁止药品供应商以任何形式进驻药品零售企业销售或代销自己的产品。非本药店零售企业的正式销售员，不得在店内销售药品，不得从事药品宣传或推销活动。违反规定的，按《中华人民共和国药品管理法》第一百二十二条查处。

2. 药品零售企业必须向合法的药品生产、批发企业购进。检查采购渠道是否合法，有无从"挂靠""过票"的个人（或无证的单位）等非法渠道购入药品。如发现从非法渠道进货按《中华人民共和国药品管理法》第一百二十九条查处。

3. 药品零售企业在采购药品时必须按照规定索取查验、留存供货企业有关证件、资料、销售凭证（销售凭证应标明供货单位名称、药品名称、生产厂商、批号、数量、价格等内容）。如发现未按照规定索取查验、留存供货企业有关证件、资料、销售凭证，按《药品流通监督管理办法》第三十条查处，责令限期改正，给予警告；逾期不改正的，处以五千元以上二万元以下的罚款。

4. 药品零售企业经营非药品时，必须设非药品专售区域，将药品与非药品明显隔离销售，并设有明显的非药品区域标志。非药品销售柜组应标志提醒，非药品类别标签应放置准确、清晰，不得将非药品与药品放在一个区域内销售。

5. 药品零售企业要严格执行《药品广告审查办法》《医疗器械广告审查办法》等相关规定，不得擅自悬挂或向消费者发放未经审批或以非药品冒充药品的广告宣传。违反规定的，移送市场监督管理部门处理。

6. 在检查过程中，对不符合《中华人民共和国药品管理法》《中华人民共和国药品管理法实施条例》《药品经营质量管理规范》《药品经营许可证管理办法》等有关规定的，一经查实，必须依法予以处理，情节严重的，要依法吊销药品经营许可证。

**四、工作安排和进度**

专项检查从 2021 年 7 月 23 日起至 10 月 31 日止。分三个阶段开展。

1. 准备部署阶段（7 月 23 日—8 月 27 日）：根据市局实施方案，结合本地工作实际和工作重点，制定具体的工作计划。

2. 组织实施阶段（7 月 28 日—10 月 26 日）：根据工作计划组织开展检查工作。

3. 检查总结阶段（10 月 27 日—10 月 31 日）：对辖区内专项检查工作进行总结，将专项检查的情况、发现的问题及查处的结果进行汇总，并将总结材料上报市局稽查处。

×× 省 ×× 市药品监督管理局

2021 年 5 月 10 日

## 例文二

××药店商品管理工作计划

| 工作项目 | 工作重点 | 工作内容 | 采取措施及推进时间 |
|---|---|---|---|
| 商品管理 | 1. 商品陈列 | （1）做好商品陈列、标识牌、标价签等提示 | 预计一周，6月20日至6月26日 |
| | | （2）配备好POP、跳跳卡等活动、特价、疗程提示 | |
| | 2. 医保商品 | （1）医保商品陈列调整 | 预计三天，6月23日至6月25日 |
| | | （2）优化医保品类、品项 | 预计一个月，6月25日至7月25日 |
| | | （3）全员推广，寻求增长点 | 6月25日以后 |
| | 3. 缺断货管理 | （1）做好中西药缺断货管理，力求做到畅销不断货，滞销不积货 | 每次请货前做匹配，针对慢销和订购商品及时关注销售情况，加强促销或返仓的跟进 |
| | | （2）备好主力商品，合理控制库存 | 针对门店业绩贡献较大的商品，时刻关注，不能出现断货、供应不足的现象 |
| | 4. 品类、结构优化 | （1）分析各品类结构商品的销售情况，进行合理优化 | 预计三个月，7月、8月、9月 |
| | | （2）明确畅销品和主力品，平衡好品牌商品与高毛利商品，关注滞销品，并妥善处理 | 做好高毛利商品置换和关联销售，关注商品效期，及时做好促销、调拨和返仓处理 |
| | | （3）遴选出贡献大的商品进行冲量销售，提高其贡献率 | 每月自行挑选出各品类、系统的代表商品，进行额外的销售激励，以提高销量和业绩贡献 |

 **任务实施**

## 一、拟写提纲

标题　　　　　　　　　　　　　　××课程学习计划

前言　　　　**一、主要目标**

　　　　　　　…………

　　　　　　　**二、方法及措施**

主体　　　　…………

　　　　　　　**三、时间及步骤**

　　　　　　　…………


落款　　　　　　　　　　　　　　　×××

　　　　　　　　　　　　　×××××年××月××日

## 二、起草正文

## 三、检查修改

易错点解析：

1. 计划主体要素不全，易漏写目标、方法与措施。

2. 目标制定得不够明确。

3. 方法与措施过于笼统。

4. 计划时间安排可执行性差。

## 📝 展示评价

### 《医药应用文写作》学习计划

**一、主要目标**

深入学习《医药应用文写作》，掌握应用文写作基础知识，全面提高应用文写作水平，争取在期末考试中获得良好成绩，并以此为机会培养良好的学习习惯。

**二、方法及措施**

1. 坚持预习。坚持在上课前做好预习，且预习时间不少于30分钟，总结疑难问题，便于课堂中有目的性地听讲，提高学习效率。

2. 上课认真听讲，做好课堂笔记，整理知识脉络图，按时完成课后作业。

3. 主动复习。及时对所学内容进行复习，达到温故而知新的目的。

4. 养成习惯。

（1）每天早起一小时读书看报，积累写作素材。

（2）每天坚持晚自习两个小时，且预留至少30分钟进行医药应用文写作的学习。

（3）每月进行一次《医药应用文写作》的学习复盘，反思当月的《医药应用文写作》学习了哪些知识，学习计划执行有哪些不足，应该做哪些方面的调整。

**三、时间及步骤**

2021年2月1日—3月1日，学习日常基础类医药应用文写作知识，包括条据、启事、简报、演讲稿、解说词。

2021年3月2日—4月1日，学习行政公文类医药应用文写作知识，包括通知、请示、计划、总结、函、会议纪要。

2021年4月2日—5月1日，学习医药事务类医药应用文写作知识，包括药品说明书、海报、活动策划书、调研报告、实验报告、医药广告文案。

2021年5月2日—6月1日，学习职业规划类医药应用文写作知识，包括职业规划书、毕业论文、求职信、简历、述职报告。

2021年6月2日—7月1日，全面复习《医药应用文写作》内容，查漏补缺，做模拟试卷，为期末考试做好准备。

×××

2021年1月20日

#### 任务评价考核表

| 学习过程 | 评价要素 | 考核成绩 | | |
|---|---|---|---|---|
| | | A 能够完成<br>（8~10分） | B 基本完成<br>（5~7分） | C 尚未完成<br>（0~4分） |
| 课前自学 | 完成课前预习，了解计划的写作要求 | | | |
| 获取信息 | 准确快速梳理并确定任务信息 | | | |

续表

| 学习过程 | 评价要素 | 考核成绩 | | |
|---|---|---|---|---|
| | | A 能够完成<br>（8~10 分） | B 基本完成<br>（5~7 分） | C 尚未完成<br>（0~4 分） |
| 理论学习 | 学习思路清晰，主动回答问题 | | | |
| 任务实施 | 结合自身情况，撰写《医药应用文写作》学习计划 | | | |
| 效果检验 | 检验计划实施效果，目标达成情况 | | | |
| 展示分享 | 展示分享亮点，总结分析不足 | | | |

 **拓展阅读**

扫描下方二维码，获取更多与本任务相关的知识。

计划拓展阅读

 **思考与练习**

## 一、填空题

1. 计划是_____的一种事务性文书。

2. 计划的特点主要包括_____、_____、_____、_____。

3. 计划按内容可分为_____、_____、_____、_____、_____等。

4. 计划按使用范围可分为_____、_____、_____、_____等。

5. 计划按时间可分为_____、_____、_____、_____、_____等。

6. 计划按性质和作用可分为_____、_____、_____、_____等。

## 二、病例诊断

下面是一份计划，在格式、内容和语言上都存在一些问题，请根据计划的写作规范进行修改。

××班本学期学习雷锋活动计划设想

为了搞好本学期的学雷锋活动，特制订如下计划：

一、把学雷锋活动和专业学习紧密结合起来，要求每个同学认真学好各门功课，不得无故缺课、旷课。

二、把学雷锋活动和精神文明建设紧密结合起来，要求每个同学搞好个人和教室卫生，遵守校纪，尊敬教师，不吵嘴打架。

三、请校内外雷锋式先进人物作报告。

四、第四周结合学校安排的值周工作，多做好人好事。

五、第十周结合期中考试，学习雷锋的学习精神，好好学习，争取考出好成绩。

六、第十三周至放假，以雷锋精神对照自己，找出差距，总结经验，宣传典型。

七、大力提倡岗位学雷锋，真正将雷锋精神融入日常学习、生活中去。

××班

2022 年 9 月 20 日

### 三、场景写作

××省中医药协会联合××大学附属中医院将于 2022 年 6 月 12 日举办一场中药鉴定学术交流会，届时会邀请××省中医药协会会长及××医药大学××教授开展"中药鉴定"主题演讲，会议全程采用线上方式开展，××省中医药协会成员及××大学附属中医院 1 000 余人将参加本次会议。

请你根据以上材料，拟写一份活动计划，以安排活动相关事宜，要求格式规范、语言简练，符合计划的写作要求。

 **思政点拨**

小张初入职场 2 个月，从事销售工作。他每天工作兢兢业业、勤勤恳恳，但工作总不出成绩。主管找他谈话，小张也是满腹委屈，他说自己从早忙到晚，同一个客户要拜访好几遍，感觉头绪太多，工作怎么也做不完。主管认为小张是因为缺乏工作的计划性，做了很多无用功，于是劝他说："你每天一早起来，就先把当天要干的事情按轻重缓急程度列出来，在前面的 50% 的事情，无论如何要做完，至于后面 50% 的事，就看你的心情和精力如何，决定是否要做。"小张照办了，很快便适应了工作，而且还成功与客户签订了订单。他感觉工作较以前轻松了不少，工作效率也提高了。

[点拨] "凡事预则立、不预则废"。每天早起 15 分钟计划好当天的工作内容，花片刻时间思索一下你的工作，可寻求出各种改进工作方法的灵感，有助于树立良好的时间观念，提高自我管理和自主学习的能力。

## 学习任务四　总结

 **学习目标**

1. 掌握总结的特点、种类和写作方法。

2. 能够根据具体情况撰写学习总结和工作总结。

3. 培养独立思考的习惯，提高概括总结的能力。

 创设情境

又到了年末，按照惯例，××连锁大药房将召开各分店店长会议，会议的一个重要议题就是总结一年来的工作。王永思是××分店的店长，准备结合分店全年运营情况，从强化人才队伍建设、优化管理制度、创新经营模式等方面进行阐述，完成一份年度工作总结。

如果你是王永思，将如何起草这份工作总结呢？

 明确任务

根据创设情境，完成本篇应用文的写作。

任务 1. 根据个人感知，谈谈对工作总结的认识；学习总结的写作要点和注意事项。

任务 2. 调研药店的日常工作，了解分店店长的工作职责。

任务 3. 根据创设情境，以王永思的名义撰写一份工作总结。

 知识橱窗

## 一、知识要点

总结是机关、企事业单位、社会团体和个人在自身的某一时期、某一项目或某些工作告一段落或者全部完成后进行回顾检查、分析评价，从而肯定成绩、得到经验、找出差距、得出教训和一些规律性认识的一种文书。例如，创设情境中的主体为企业单位，内容是年终工作总结。总结的分类和特点见表 2 - 4 - 1 和表 2 - 4 - 2。

| 表 2 - 4 - 1 | 总结的分类 |
|---|---|
| 分类 | 说明 |
| 按性质划分 | 可分为综合总结和专题总结 |
| 按内容划分 | 可分为工作总结、学习总结、思想总结、科研总结、教学总结、会议总结等 |
| 按时间划分 | 可分为年度总结、季度总结、月度总结、阶段性总结等 |
| 按范围划分 | 可分为全国性总结、地区性总结、部门性总结、单位总结、班组总结、个人总结等 |

| 表 2 - 4 - 2 | 总结的特点 |
|---|---|
| 特点 | 说明 |
| 客观性 | 以自身的实践活动为依据，所列举的事例和数据必须完全可靠、确凿无误 |
| 回顾性 | 回顾过去，对前一段时间里的工作或学习进行反思 |
| 借鉴性 | 不是简单地罗列成绩和失误，而是要把握事物的规律性，为以后的工作或学习提供借鉴 |

## 二、写作指南

总结一般是由标题 + 正文 + 落款 3 部分构成。

1. 标题

总结的标题可分为两种。

（1）公文式标题。完整的公文式标题一般由"单位名称 + 时限 + 事项 + 文种"构成，如例文一"××省药品监督管理局"是单位名称，"××××年度"是时限，"绩效管理工作"是事项，"总结"是文种。

公文式标题有时可以省略其中一部分，构成省略式标题。可以由"时限 + 事项 + 文种""时限 + 文种"或"事项 + 文种"构成，如《××××年度工作总结》《半年度总结》《绩效工作总结》。

（2）新闻式标题。新闻式标题有单行与双行标题。单行标题概括主要内容或基本观点，不出现"总结"字样，但对总结内容有提示作用，如《勇立潮头担使命 乘风破浪再启航》。双行标题即采用正副标题揭示观点或概括内容，正标题与单行标题类似，副标题与公文式标题类似，如《强医德 树新风——××医院精神文明建设工作总结》。

2. 正文

正文一般分为前言、主体和结尾 3 部分。

（1）前言。一般概述情况，总结评价，提纲挈领，总括全文；或概括说明总结的时间、指导思想、形势背景、事情的大致经过等；或提示总结的中心内容，如主要经验、成绩与效果等；或简要说明工作的过程、基本情况、突出的成绩等。这一部分要求语句简洁、开宗明义。

（2）主体。主体是总结的主要部分，通常由工作的主要做法、成绩及经验、问题及原因和今后的打算 4 部分组成。这部分要求内容翔实、条理清晰，可使用夹叙夹议、实践和理论相结合的表述方法。

主要做法：要具体到做了哪些工作，采取了什么措施、办法和步骤等。但切忌罗列事件，记流水账。

成绩及经验：可运用具体事例、统计数据，通过对比方法来说明成绩、经验，找出事物的规律性。

问题及原因：可从主客观两个方面进行分析，深度剖析，以便对下一阶段的工作起借鉴作用。

今后的打算：主要写清楚将来怎样发扬成绩、改进不足，以取得更大的成绩。

（3）结尾。总结的最后一部分，可以是表决心、展望前景，也可以是针对存在的问题提出切实可行的改进措施。这部分要求简短明了。

3. 落款

落款包括署名和成文日期。如在标题中已写明总结单位，或标题下已个人署名，则文末不需再写；如没写则署名在文末正文右下方。最后还要在署名的下一行写明成文日期。

### 三、注意事项

以工作总结为例：

**1. 材料充分**

材料充分是写好总结的前提和基础，必须尽可能地收集概括材料、典型材料、背景材料、数字材料和群众反映。

**2. 实事求是**

分析问题，实事求是，是总结的关键。要做到成绩不夸大、缺点不缩小，更不能弄虚作假。一般是先归纳和提炼出几条经验或教训，再分别展开论述，将工作过程、工作办法、取得的成效等穿插在其中。

**3. 主次分明**

总结反映几方面的内容，要分清主次、突出重点。对重点工作或工作中的重要环节应详写，同时体现本单位、本人典型经验的内容也可详写。总结的主体部分条理层次要清楚。

**4. 语言得体**

总结应以平实、朴素的语言为主，尽可能用事例和数据说话，切忌华而不实。

 **范文引领**

例文一

**××省药品监督管理局××××年度绩效管理工作总结**

××××年，在省委、省政府的正确领导下，按照省绩效办关于做好今年绩效管理工作的有关要求，我局高度重视，精心组织，周密安排，落实责任，强化考核，全面完成了各项绩效管理节点任务，并以绩效管理为契机，努力提升药品监管效能，全力保障了全省人民用药安全。现将今年绩效管理有关工作总结如下。

**一、基本情况**

在前期多次与省绩效办汇报沟通和评审专家组评议基础上，我局对今年绩效管理指标进行了多次修改完善，经报请省政府领导同意后，于××××年××月××日正式印发了《省药品监督管理局××××年度绩效管理指标体系》，并及时在我局网站进行了公开。我局××××年度绩效管理指标体系分为重点工作和履职履责两方面，包含了推进药品安全治理体系建设、健全药品监管体系、加强药品医疗器械检验和监测、突出药品各环节监管重点、加强打假治劣工作、加强药品安全宣传等6项一级指标，并细化成26项二级指标、48项三级指标和97项节点任务。经自查，目前已全部完成各项指标的节点任务。

**二、一级指标自查完成情况**

（一）"严格药品监管，推进药品安全治理体系建设"完成情况。我局主要从推进××

省药品监督管理条例出台、规范全省医疗机构制剂规范编制、推动全省药品安全监管数据向国家药品监督管理局上传、加强医疗器械技术支撑体系建设、加快药品审评审批改革等6项工作入手，严格药品监管，推进治理体系建设。截至目前，经自查，此项一级指标有关工作和节点任务全部完成，其中，12月1日省人大正式印发《××省药品监督管理条例》，有力地推进了我省药品安全监管治理体系法制化建设和规范化管理。

（二）"健全药品监管体系，提升县乡药品监管能力"完成情况。我局主要从强化药品安全监管能力，完善设区市药品考核体系，督促市县完成药品流通改革任务，强化监管骨干、管理人员培训和军转安置工作等4方面入手，完善体系，提升县乡基层监管能力。我局强化了药品安全监管能力建设，并将该项工作纳入考核；根据国家药品监督管理局要求，按时制定和落实我省药品安全考核方案和细则；组织有关处室、部门开展了对各设区市、县区局药品流通的专项督查；省级层面按时完成了16次监管骨干培训班和11次管理人员培训班任务。经自查，此项一级指标有关工作和节点任务全部完成。

（三）"加强药品医疗器械检验和监测"完成情况。我局从强化药品、医疗器械、化妆品抽检抽验和不良反应监测入手，加大检验批次，提升检验检测水平，提高监测能力。截至目前，检验检测方面：完成药品17 720批次、医疗器械1 910批次、化妆品730批次抽检抽验任务；不良反应监测方面：完成药品不良反应监测22 440份、医疗器械不良反应监测4 488份、药物滥用监测3 000份；医疗器械检验能力扩项顺利完成。经自查，此项一级指标有关工作和节点任务全部完成。

（四）"突出药品各环节监管重点，着力实施最严格监管"完成情况。我局对重点高风险药品品种、农村药品流通环节，加强抽检抽验频次，运用飞行检查等手段实施重点整治，推进"双随机"检查，严格各项监管工作，全省药品市场秩序进一步规范，药品安全系统性风险显著降低。经自查，此项一级指标有关工作和节点任务全部完成。

（五）"加强打假治劣工作，依法严惩药品违法违规行为"完成情况。省本级顺利完成查办案件50件，1件省本级查办案件依法移送，督办全省药品安全重大案件5件。经自查，此项一级指标有关工作和节点任务全部完成。

（六）"加强药品安全宣传，强化社会各界广泛参与，形成药品安全社会共治格局"完成情况。我局重点从抓好投诉举报办理、监管信息公开、绩效管理公开、药品安全宣传教育等4方面入手，推进和引导社会共治。截至目前，省本级投诉举报办结率100%，重要监管信息公开率100%。另外，绩效管理信息公开节点全部完成，药品安全宣传月、宣传周有关宣传活动按期圆满举行。经自查，此项一级指标有关工作和节点任务全部完成。

下一步，我局将按照省委、省政府部署，在省绩效办指导下，继续做好绩效管理工作，积极履职，主动作为，继续为保障我省人民群众用药安全做出应有的贡献。

××省药品监督管理局

××××年××月××日

**例文二**

**试用期工作总结**

进入公司工作已快 3 个月了，在公司领导和广大同事的支持和帮助下，我坚持不懈地学习行业理论知识，加强自身思想修养，严格遵守各项规章制度，提高综合业务素质。现对试用期工作总结如下。

**一、工作情况**

（一）加强学习，提高素质

一是积极参加公司精心安排的新员工培训，充分了解公司的基本情况；二是结合自己的工作岗位，通过公司内部网、互联网以及领导、同事的传教，学习相关行业知识；三是实践出真知，作为项目组成员参与编写了《药店服务建设项目建议书》《分店企业文化建设项目调研报告》等相关材料。

（二）转换角色，严于律己

一是从学生到工作岗位，我比较好地完成了角色转换，进入了工作状态；二是能够端正工作态度，严于律己，我不仅遵守各项规章制度，而且把公司的企业精神、文化理念融入日常工作。

（三）积极工作，任劳任怨

对于领导交代下来的每一项任务，我都以最大的热忱把它完成好，能够做到任劳任怨、优质高效，如客户资料的邮寄、客户售前售后的电话回访、代理商的调研、市场销售协调等。

**二、存在的不足与下一步打算**

3 个月来，我在公司学习到了很多，但是也存在不少的不足：一是工作独立性还有所欠缺；二是与客户的沟通能力有待进一步提高；三是工作中还存在急躁、不细致的情况。

在今后的工作中，我将进一步加强学习，遇事多思考，总结经验，耐心对待每一位客户。

×××

××××年××月××日

 **任务实施**

**一、拟写提纲**

标题　　　　　　　　**××分店 2021 年工作总结**

　　　　2021 年在公司领导的关心帮助下，在门店职工的共同努力下，××分店 2021 年实现销售总额××万元，同比增加××万元，增长率为××%，任务完成率为××%；实现毛利××万元，同比增加××万元，增长率为××%，综合毛利率为××%。现将一年工作总结如下。

正文

一、工作情况

（一）加强培训，强化人才队伍建设

…………

（二）完善管理制度，优化管理机制

…………

（三）创新经营模式，拓宽营销渠道

…………

二、存在的不足及今后的打算

（一）存在的不足

…………

（二）今后的打算

…………

落款

×××

××××年××月××日

## 二、起草正文

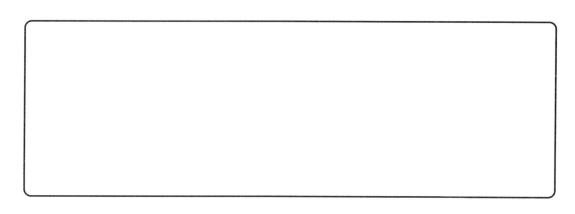

## 三、检查修改

易错点解析：

1. 总结内容主次不清，眉毛胡子一把抓，重点不突出。

2. 总结条理不清，存在记流水账的情况。

3. 总结语言不精炼，存在重复啰唆的情况。

4. 写作格式不规范。

 **展示评价**

### ××分店 2021 年工作总结

××分店　×××

2021 年在公司领导的关心帮助下，在门店职工的共同努力下，××分店 2021 年实现销售总额××万元，同比增加××万元，增长率为××%，任务完成率为××%；实现毛利××万元，同比增加××万元，增长率为××%，综合毛利率××%。现将一年工作总结如下。

**一、工作情况**

（一）加强培训，强化人才队伍建设

一是通过积极参加公司组织的各类专题培训班，不断提高店员的业务水平和工作技能。2021 年参加了公司组织的药品陈列专题培训，政策法规培训，质量管理制度、岗位职责、操作规程培训，药品知识培训，药品分类管理知识培训等，员工参训率 100%。二是店内定期召开总结反思会，增强店员的凝聚力。2021 年每月定期召开总结会，每周开展经验交流，查缺补漏。三是鼓励店员通过网络等形式开展自学，提高知识储备和政策学习能力。

（二）完善管理制度，优化管理机制

一是紧盯薄弱环节，完善制度建设。我们高度重视各项规章制度的制定和执行，对工作中经常、反复出现的问题从根源、制度上找原因，对已有的制度进一步完善，对缺失的制度进行补充。二是立足于提升管理水平，优化管理机制。通过制度规范工作程序，坚持"发现问题查找制度，制定并依靠制度解决问题"。

（三）创新经营模式，拓宽营销渠道

紧随环境变化，积极发展互联网＋药店营销模式。2021 年，在严格遵守疫情防控政策的前提下，我们分店积极探索创新营销模式，采用抖音直播、短视频荐药、微信群服务等方式拓宽营销渠道，有力地保障了销售任务的完成。

**二、存在的不足及今后的打算**

（一）存在的不足

1. 促销手段单一，同质化严重。目前店内主要跟着公司 5 日、15 日、25 日会员日进行促销，缺乏本店特色，活动形式也缺乏新意。

2. 缺乏留人手段，店员流失率较高。2021 年门店员工流失率同比上升 20%。

（二）今后的打算

1. 坚持学习培训，提高员工职业素养，树立爱岗敬业的责任感。

2. 进一步加强竞争意识和创新意识，不怕竞争，敢于竞争，打破陈规，勇于创新。

3. 关心关爱员工，开展企业文化建设。

2021 年 12 月 31 日

任务评价考核表

| 学习过程 | 评价要素 | 考核成绩 | | |
|---|---|---|---|---|
| | | A 能够完成（8～10 分） | B 基本完成（5～7 分） | C 尚未完成（0～4 分） |
| 课前自学 | 完成药店工作调研 | | | |
| | 完成课前预习，提出疑问 | | | |
| 获取信息 | 分析创设情境要素，收集写作素材 | | | |
| 理论学习 | 掌握总结的知识要点和写作格式，上课认真，主动回答问题 | | | |
| 任务实施 | 在教师的指导下，结合创设情境梳理总结的写作要素，撰写工作总结 | | | |
| 展示分享 | 展示分享亮点，总结分析不足 | | | |

 **拓展阅读**

扫描下方二维码，获取更多与本任务相关的知识。

总结拓展阅读

**思考与练习**

## 一、填空题

1. 总结的基本格式包括_____、_____、_____。
2. 总结按性质划分可以分为_____、_____。

## 二、病例诊断

下面是一份总结，在格式、内容和语言上都存在一些问题，请根据总结的写作规范进行修改。

**个人工作总结**

20××年弹指间已过半年。总结我这半年来的工作，只能说是忙碌而充实。半年来在领导的指导、关心下，在同事们的帮助和亲切配合下，我的工作取得了一定进步，为了总结经验，吸取教训，更好地前行，现将我这半年的工作总结如下：

**一、端正态度，热爱本职工作**

态度决定一切，不能用正确的态度对待工作，就不能在工作中尽职尽责。既然改变不了环境，那就改变自己，尽到自己本分，尽力完成应该做的事情。

只有热爱自己的本职工作，才能把工作做好，最重要的是保持一种积极的态度，本着对工作积极、认真、负责的态度，踏实地干好本职工作。

**二、培养团队意识，端正合作态度**

在工作中，每个人都有自己的长处和优点。培养自己的团队意识和合作态度，互相协作，互补不足，工作才能更顺利地进行。仅靠个人的力量是不够的，我们所处的环境就需要大家心往一处想，劲儿往一处使，不计较个人得失，这样才能把工作圆满完成。

**三、存在的不足**

工作有成绩，也存在不足。主要是加强业务知识学习和克服自身的缺点，今后要认真总结经验，克服不足，把工作干好。

（一）、强化自制力。

工作中无论你做什么事，都要对自己的工作负责，要加强自我克制和容忍，加强团队意识，理智地处理问题，不给大家和团队造成麻烦，培养大局意识。

（二）、加强沟通。

同事之间要坦诚、宽容、沟通和信任。我能做到坦诚、宽容和信任，就欠缺沟通，有效沟通可以消除误会，增进了解，融洽关系，保证工作质量，提高工作效率，工作中有些问题往往就是因为没有及时沟通引起的，以后工作中要与领导与同事加强沟通。

（三）、加强自身学习，提高自身素质。

积累工作经验，改进工作方法，向周围同志学习，注重别人优点，学习他们处理问题的方法，查找不足，提高自己。

最后还是感谢，感谢领导和同事的支持和帮助，我深知自己还存在很多缺点和不足，工作方式不够成熟，业务知识不够全面等。在今后的工作中，我要积累经验教训，努力克服缺点，在工作中磨炼自己，尽职尽责地做好各项工作！

# 学习任务五　函

 ## 学习目标

1. 掌握函的概念、分类、写作格式及要点。
2. 能够根据实际需要和情境撰写函。
3. 增强严谨规范的意识，提升沟通能力。

 ## 创设情境

××医药技师学院为切实提高技能人才培养的针对性和适应性，促进人才培养制度的深入改革，该院拟与××大药房医药连锁有限公司建立全面的交流协作关系。希望双方在技能型人才培养、课程设置、实训实习等方面进行友好协商，共襄校企合作盛举。

请你以学院的名义拟写一份给××大药房医药连锁有限公司的函件。

 ## 明确任务

根据创设情境，以学院的名义拟写函件。

任务 1. 学习函的定义、分类及特点。

任务 2. 梳理、归纳函的写作格式和写作要点。

任务 3. 根据创设情境，明确发函的缘由和具体事项，撰写函件。

 ## 知识橱窗

### 一、知识要点

函是一种行政公文，适用于不相隶属机关或单位之间商洽工作、询问和答复问题、请求批准和答复审批事项。其适用范围广泛，涉及各方面的公务联系。函的分类和特点见表 2 - 5 - 1 和表 2 - 5 - 2。

表 2 - 5 - 1                                        函的分类

| 分类 | 说明 |
| --- | --- |
| 从性质上划分 | 可分为公函和便函 |
| 从发文目的上划分 | 可分为发函和复函 |
| 从内容和用途上划分 | 可分为商洽函、问答函、请批函、邀请函、催办函等 |

表 2 - 5 - 2                                        函的特点

| 特点 | 说明 |
| --- | --- |
| 沟通性 | 用于相互商洽工作、询问和答复问题 |
| 灵活性 | 行文关系灵活：凡不便使用13种规定公文中其他文种的，大都可以使用函；<br>格式灵活：便函灵活自便，版头、发文编号等均可有可无，甚至可以不拟标题 |
| 单一性 | 一事一函，核心内容应该具备单一性的特点 |

## 二、写作指南

公函由标题＋主送单位＋正文＋落款构成。便函则视具体情况有一定的灵活性。

1. 标题

函的标题位于正文的上端中央位置，通常有完整式和省略式两种写法。

（1）完整式标题。完整式标题由"发函单位＋事由＋文种"构成。如例文一《××制药有限公司关于与××医药技师学院建立校企合作关系的函》，"××制药有限公司"是发函单位，"建立校企合作关系"是发函事由，"函"则是文种名称。

（2）省略式标题。省略式标题省略发函单位，由事由＋文种构成。如例文三《关于开展药品流通企业信息化建设情况专项调查的函》，标题省略了发函单位。

2. 主送单位

函的主送单位一般来说是明确的、单一的，但有些函涉及部门多，也有排列多个主送单位的情况，要根据主送单位的级别进行排列。如果是复函，主送单位则需要用来函的发文单位。函的主送单位应位于标题下空一行，居左顶格，回行时仍顶格，最后一个单位名称后标冒号。

3. 正文

函的正文由开头＋事项＋结尾构成。函的正文编排于主送单位的下一行，每个自然段开头空两格，回行顶格。

（1）开头部分。要交代发函缘由，即发函的原因、根据、目的等。发函缘由如例文一中"近年来，我公司与贵院在一些项目的合作上取得了一定的成效，建立了良好的协作基础。我公司愿与贵院进一步……"复函的缘由部分，一般先引述来函的标题、发文字号、主要内容；其次交代复函的依据，说明缘由；最后以"经研究，现将有关事项函复如下"等过渡语转入下文。

（2）主体部分。要写清致函事项。这是函的核心部分，要求中心明确，内容具体，方便对方办理或答复。一函一事，内容单一，行文要直陈其事。要用简洁得体的语言，把需要告诉对方的事项、意见写清楚。写复函时要注意答复事项的针对性和明确性。函的内容不同，写作方法有所不同，内容相对简单的函可以采用段落式写法，内容相对复杂、事项较多的函可以采用分项陈述式写法。

（3）结尾部分。函的正文结尾通常使用礼貌性的语言向对方提出希望，但不同类型的函，其结束语有所不同。如果行文只是告知对方事项而不必对方回复，常用"特此函告""特此函达"；若是要求对方复函的，则用"盼复""望函复""请即复函"等用语结尾；请批函多以"请批准""请大力协助为盼""望能同意"等习惯用语结尾。复函的结尾常用"特此函复""特此回复""此复"等习惯用语。有的函也可以不用结束语，如属便函，可以和普通信件一样，使用"此致、敬礼"。

4. 落款

函的落款由发文单位 + 成文日期构成，并加盖公章。

函的发文单位在正文之后空一行以成文日期为准居右编排。发文单位须写全称或规范化简称。如标题中含有发文单位，此处可省略发文单位。

发文单位下一行编排成文日期，成文日期用阿拉伯数字，年、月、日写全。

## 三、注意事项

1. 行文应内容集中

一函一事，函要严格遵循内容专一、集中的原则。

2. 行文应格式规范

国家行政机关的正式公文函有法定权威性，必须具备正式公文的规范格式，使用印有发文机关名称的公文纸，拟定标题，编制发文字号，结构要求完整。便函虽比较灵活，但不可随意，也要注意规范性。

3. 行文应开门见山

无论是发函还是复函，行文均应直入主题、直陈事项、言简意赅。

4. 行文应迅速及时

函具有时效性，应该迅速及时地加以处理。不要把函当成公务中的一般信件，收文单位要郑重对待、公事公办、一丝不苟。

5. 语言应准确朴实

行文要注意语言表述准确朴实，考虑到对方的专业知识和接受能力，使对方能正确理解其中内容。

6. 语气应平和有礼

语气要平和，互相尊重，平等对待。切忌使用生硬、命令性的语言。若既要询问问题，又要回答问题，则先答后问，以示尊重。

**范文引领**

**例文一**

××制药有限公司

关于与××医药技师学院建立校企合作关系的函

××医药技师学院：

近年来，我公司与贵院在一些项目的合作上取得了一定的成效，建立了良好的协作基础。我公司愿与贵院进一步在实训内容、人才培养等方面建立校企合作关系。针对本次合作内容，特提出如下意见：

一、充分利用公司和学院双方各自的优势资源，共建理论和实践一体化产学融合实训基地。

二、双方共同探索创新人才培养新模式。加强双方人员交流学习，结合岗位需要和社会需求制定人才培养方案，携手培养适应实际岗位需求的更高层次的技能型人才。

若贵方有意合作，建议互派相关人员就有关事项进一步磋商。

特此函达，即请研究函复。

××制药有限公司（公章）

××××年××月××日

**例文二**

关于《××制药有限公司关于与××医药技师学院建立校企合作关系的函》的复函

××制药有限公司：

贵公司来函收悉，感谢贵公司对我学院的关注和信任。经讨论，学院同意贵公司的意见，希望能够与贵公司全面建立校企合作关系。请于××月××日前派相关人员到我学院进行该事宜的对接工作。

特此函复。

××医药技师学院（公章）

××××年××月××日

**例文三**

关于开展药品流通企业信息化建设情况专项调查的函

各相关企业：

根据《全国药品流通行业发展规划》要求，为全面了解药品流通行业及企业的信息化建设情况，完善行业信息统计及信息化建设工作，为药品流通行业管理和国家智库提供可靠的信息支撑，引导药品流通行业信息化建设与互联网、大数据、人工智能等先进技术紧密结合，适应人民群众不断增长的健康需求，形成统一开放、竞争有序、网络布局优化、组织化程度和流通效率较高、安全便利、群众受益的现代药品流通体系，中国医药商业协会受商务部××××司委托，特组织开展××××年度药品流通企业信息化建设情况专项调查。

现将调查表发至贵单位，请相关企业领导予以高度重视，并安排有关部门及人员按要求真实、准确、完整填报。

数据截至日期：××××年××月××日

报表上报时间：××××年××月××日前

报送方式：Word 电子版

联系人及联系电话：张××，135×××××××

邮箱：××××××××@×××

地址：××市××路 1 号

特此函达，即悉函复！

附件：中国医药流通企业××××年度信息化建设调查表

中国医药商业协会（公章）

××××年××月××日

 **任务实施**

## 一、拟写提纲

| 标题 | ×××× **关于** ×××× **的函** |
| --- | --- |
| 主送单位 | ××××： |
| 发函缘由 | 为了巩固……的成果，使……等方面得到不断提升，希望双方进一步建立全面协作关系，特提出以下三点意见： |
| 具体事项 | 一、……<br>二、……<br>三、…… |
| 结尾与建议 | 以上各项，如蒙同意，建议互派主管人员就有关事项进一步磋商。特此函达，即请研究函复！ |
| 落款 | ××××（公章）<br>××××年××月××日 |

## 二、起草正文

## 三、检查修改

易错点解析:

1. 语句模糊,没有交代清楚发函具体事项。

2. 文字生硬,命令性强。

3. 表述不简洁,使用长句冗词,浪费阅读时间,影响办事效率。

4. 写作格式不规范。

 **展示评价**

××医药技师学院

**关于与××大药房医药连锁有限公司建立全面协作关系的函**

××大药房医药连锁有限公司:

近年来,在学院跨越式发展进程中,贵公司与我学院的合作不断深化,提供了优秀技能型人才成长的良好环境和氛围。为了巩固已有合作成果,使学生在职业技能、工作态度、职业素养等方面得到不断提升,希望双方进一步建立全面协作关系,特提出以下三点意见：

一、建立校企双师联合培养的新型学徒制，整合学校和企业两种不同的教育环境和教育资源，提高学生的综合职业素养和综合技能，力争培养出能够面向未来、面向社会、面向企业的高素质人才。

二、聘请贵公司资深店长为校企合作班的导师，进一步发挥企业的培训主体作用，将理论知识与实践经验更好地融合，使学生们学以致用，促进新型学徒制的落实。

三、校企双方通过开展联合招生、定向培养的合作模式，"招生即招工，入校即入企"，培育医药专业人才，弘扬中医药文化。

以上各项，如蒙同意，建议互派主管人员就有关事项进一步磋商。

特此函达，即请研究函复。

××医药技师学院（公章）

××××年××月××日

**任务评价考核表**

| 学习过程 | 评价要素 | 考核成绩 | | |
|---|---|---|---|---|
| | | A 能够完成<br>（8～10 分） | B 基本完成<br>（5～7 分） | C 尚未完成<br>（0～4 分） |
| 课前自学 | 完成课前预习，了解函的写作要求 | | | |
| 获取信息 | 快速浏览创设情境并明确写作任务 | | | |
| 理论学习 | 学习思路清晰，主动参与课堂互动 | | | |
| 任务实施 | 在教师的指导下，梳理函的相关要素，根据要求撰写函 | | | |
| 信息处理 | 通过头脑风暴等方式，按要求采用信息化技术等手段，优化活动成果 | | | |
| 展示分享 | 展示分享亮点，总结分析不足 | | | |

 **拓展阅读**

扫描下方二维码，获取更多与本任务相关的知识。

函拓展阅读

**思考与练习**

### 一、填空题

1. 公函的结构一般由_____、_____、_____、_____构成。

2. 按照函的内容划分，本任务范文引领中例文一属于_____函，例文二的发文缘由是_____。

### 二、病例诊断

下面是一份复函，在格式、内容和语言上都存在一些问题，请根据函的写作规范进行修改。

**关于××××食品有限公司报价的复函**

××××食品有限公司：

贵公司××××年××月××日报价函收悉，谢谢。经研究，现答复如下：

我方愿意接受贵方产品报价，并同意按照贵方报价函中的条件订货，今把订单附上。

结算方式：商业汇票。

交货方式：送货上门。

送货日期：收到订单5日内。

请批准。

××××食品有限公司<br>××××年××月××日

### 三、场景写作

××康养中心拟安排一批青年业务骨干至××医药技师学院健康服务管理系进修班脱产进修一年，需要在进修具体时间和费用等方面和学院进行商洽，请为××康养中心拟写一份函件。

 **思政点拨**

"为让抗击新冠肺炎疫情的英雄彭敏同志无后顾之忧，恳请贵单位在此期间对刘顺同志给予关心和照顾……"2020年2月19日，一封商请关爱抗疫家属的公函寄到了吉安市新干县消防救援大队，牵出了彭敏和刘顺这对抗疫英雄的感人故事。在了解到刘顺家属增援武汉的事迹后，吉安市消防救援支队党委高度重视，发出慰问信，向刘顺和彭敏同志致以诚挚的慰问和崇高的敬意，表示尽全力做好抗疫一线医护工作者家属的坚强后盾。

南昌大学第二附属医院内科党总支书记介绍，为了让该院137名援助湖北医疗队队员在前线奋战无后顾之忧，医院党委以传真、微信等多种形式发送慰问函给所有的队员家属的单位，恳请他们对一线英雄们的配偶给予关爱和鼓励。收到慰问函的单位均积极响应，表示要照顾援助湖北医疗队队员家属的工作起居，对他们的工作进行调整，让他们有更多的时间支持在前线的英雄们。

[点拨] 正是南昌大学第二附属医院与所有队员家属单位的真诚沟通，及时解决了抗疫一线医护人员的后顾之忧，也为其家属筑起了坚强的后盾；正是这样一封封洋溢着温暖和关爱的函件，给予了逆向而行、迎难而上的"彭敏"们莫大的鼓励和支持，也为全力打赢疫情防控阻击战打下了坚实的基础。

## 学习任务六　会议纪要

 **学习目标**

1. 学习会议纪要的概念、格式，掌握会议纪要的写作要求。
2. 能够结合实际情况撰写相关会议纪要。
3. 增强规范意识，提高概括总结能力，树立严谨务实的工作作风。

 **创设情境**

2023 年 2 月 17 日，中华中医药学会首届监事会 2023 年第一次会议在北京召开。会议认真学习了党的二十大会议精神，听取了陈俊峰副秘书长关于《中华中医药学会 2022 年工作总结》《中华中医药学会 2023 年重点工作》和财务部戴红同志关于《中华中医药学会 2022 年度财务运行及内控管理说明》等工作情况的汇报，监事会成员就有关工作进行了提问与交流。会议还听取了学会 6 家分支机构围绕开展党建工作、强化学术交流、引领学科发展、助力乡村振兴、推进科学普及、加强人才培养、规范财务收支、落实规章制度等工作情况的汇报。

若你是本次会议的专职文员，你将如何撰写这篇会议纪要呢？

 **明确任务**

认真梳理创设情境的各项要点，找准会议纪要写作的各个要件，撰写会议纪要。

任务 1. 根据创设情境，分析梳理会议召开的主体和议题。

任务 2. 收集并分享会议纪要写作的相关知识。

任务 3. 根据所学知识，撰写会议纪要。

**知识橱窗**

## 一、知识要点

会议纪要是传达会议决定事项和主要精神，要求与会单位共同遵守、执行的一种有纪实性和指导性文种。《党政机关公文处理工作条例》第八条（十五）规定，会议纪要"适用于记载会议主要情况和议定事项"。会议纪要可以上呈，用来汇报会议情况和结果；可以下发，要求与会单位共同遵守执行；也可以向平行单位传达会议精神和议定事项的信息。会议纪要的种类和特点见表 2 - 6 - 1 和表 2 - 6 - 2。

表 2 - 6 - 1                                会议纪要的种类

| 种类 | 说明 |
| --- | --- |
| 决议性会议纪要 | 常用于领导部门办公会议，主要记载和反映领导层制定的重要决策事项，有很强的工作指导性，如例文《办理危害食品、药品安全犯罪案件适用禁止令若干问题的会议纪要》 |
| 研讨性会议纪要 | 主要适用于经验交流会、专业会议或学术研讨会议，往往不作决议，也没有执行要求，以介绍不同观点和争鸣情况为主 |
| 协调性会议纪要 | 适用于领导部门主持召开的多部门协调或不同单位共同召开的联席办公会 |
| 交流性会议纪要 | 理论宣讲、经验交流等会议形成的会议纪要，把思想沟通或情况交流作为主要内容，没有明显的工作指导性 |

表 2 - 6 - 2                                会议纪要的特点

| 特点 | 说明 |
| --- | --- |
| 纪实性 | 对会议成果如实记载，全面、真实、准确地反映会议的主要精神和宗旨 |
| 指导性 | 对有关单位和人员产生约束力，起着类似于指示、决定或决议等指挥性公文的作用 |
| 概要性 | "精其髓、概其要"，以极为简洁精炼的文字高度概括会议的内容和结论 |
| 备查性 | 向上汇报或向下通报情况，必要时可作查阅之用 |

## 二、写作指南

会议纪要一般由版头、标题、正文和文尾组成。

1. 版头

会议纪要的版头有两种形式：一种是直接套用公文下行文版头，发文字号写在标题的正下方，由机关代字、年份、序号组成，年份、序号用阿拉伯数字全称标出并用"〔〕"括入，如〔2023〕96 号，办公会议纪要对发文字号一般不做要求，但是在办公例会中一般要有文号，如"第××期""第××次"，写在标题的正下方，见表 2 - 6 - 3；另一种是专门设计的版头，用于定期召开的各类会议，见表 2 - 6 - 4。

| 表 2 - 6 - 3 | 公文下行文版头 |
| --- | --- |

# ××医药（集团）公司文件

×药〔20××〕××号

**20××年度营销策略会会议纪要**
第××次

| 表 2 - 6 - 4 | 专门设计的版头 |
| --- | --- |

# ××医药（集团）公司
# 20××年度营销策略会

# 会　议　纪　要

第××期

2. 标题

会议纪要的标题一般有两种形式。

（1）由会议召开单位 + 会议名称 + 文种构成，如《××大药房连锁股份有限公司机构投资者交流活动会议纪要》。

（2）由会议事由 + 文种构成，如例文《办理危害食品、药品安全犯罪案件适用禁止令若干问题的会议纪要》。

3. 正文

会议纪要的正文一般由会议概况、会议内容、结尾 3 部分构成。

（1）会议概况。包括会议名称、召开时间、会议地点、出席和列席人员名单（也可放在结尾部分）、主持人、会议议题以及对会议的总体评价等，便于会议纪要的阅读者对会议情况有大概了解。

（2）会议内容。主要指会议的精神和议定事项，反映会议的主要精神、讨论意见和议决事项等。写作时要注意紧紧围绕中心议题，把会议的基本精神，特别是会议形成的决定、决议，准确地概述清楚。一般有以下 3 种写法。

1）综述式。把会议的基本情况、讨论研究的主要问题、与会人员的认识、议定的有关事项（包括解决问题的措施、办法和要求）等综合概括，用概括叙述的方法进行整体的阐述和说明。这种写法多用于召开小型会议，讨论的问题比较集中单一，意见比较统一，容易贯彻执行，篇幅相对短小。

2）条项式。对大中型会议或议题较多的会议，一般要把会议讨论和决定的事项分条分项、依主次轻重有序地写出。这种写法侧重于横向分析阐述，内容相对全面，问题也说得比较细，往往包括对目的、意义、现状的分析，以及对目标、任务、政策措施等的阐述。这种会议纪要一般用于需要基层全面领会、深入贯彻的会议。

3）摘要式。把会上具有典型性、代表性的发言加以整理，提炼出内容要点和精神实质，按照发言顺序或内容性质，分别加以阐述说明。这种写法比较客观、具体地反映会议讨论的情况和每个发言者的意见，以此体现会议的主要精神和基本内容。

（3）结尾。一般是向收文单位提出希望和要求，有的会议纪要没有结尾部分，主体内容写完，全文就结束了。

4. 文尾

一般由发送范围、印制单位、印发日期、印数等构成。有的会议纪要有文尾，有的没有文尾。

## 三、注意事项

### 1. 要反映会议内容

会议纪要需遵循文体格式进行写作，客观反映会议概况，如实概述会议精神和议定事项。工作会议、专题会议和座谈会的会议纪要，通常还要写出经验、做法以及今后工作的意见、措施、要求等，常以"会议"作为表述主体，常见有"会议认为""会议指出""会议决定""会议要求"等。

### 2. 要突出会议要点

"会议纪要"即记录要点，概要性是会议纪要的一个重要特征。会议纪要不能有言必录、面面俱到，要在正确领会会议精神、全面掌握会议情况的前提下，抓住要点，有所侧重地把会议的主要精神、重要问题反映出来。

### 3. 要区别于会议记录

会议纪要有别于会议记录。会议记录是讨论发言的实录，属事务文书；会议纪要只记要点，属行政公文。会议记录一般不公开，无须传达或传阅，只作资料存档；会议纪要通常要在一定范围内传达或传阅，要求贯彻执行。

 **范文引领**

例文

**办理危害食品、药品安全犯罪案件适用禁止令若干问题的会议纪要**

第 35 期

近年来，我省各执法、办案机关协同配合，严厉打击危害食品、药品安全违法犯罪活动，依法严惩了一批危害食品、药品安全犯罪分子，并坚持以四个"最严"的标准全面保障广大人民群众"舌尖上的安全"，依法禁止犯罪分子在一定期限内从事食品、药品的生产、销售及相关经营性活动。为了规范涉食品（含餐饮，下同）、药品安全犯罪中禁止令的适用，充分发挥禁止令的执行效果，省高级人民法院、省市场监督管理局就有关问题进行研讨并达成共识。现会议纪要如下：

**一、关于禁止令的适用对象**

根据《刑法修正案（八）》《刑法修正案（九）》以及《最高人民法院、最高人民检察院关于办理危害食品安全刑事案件适用法律若干问题的解释》等规定，禁止令适用于因利用职业便利实施犯罪，或者实施违背职业要求的特定义务的犯罪被判处刑罚的被告人。对涉及危害食品、药品安全犯罪的被告人，如果被判处拘役、有期徒刑，根据犯罪情况和预防再犯罪的需要，自刑罚执行完毕之日或者假释之日起对其适用禁止令，期限为三年至五年；如果适用缓刑，缓刑期间应当同时宣告禁止令。

二、关于禁止令的执行程序

禁止令在判决生效后，由原审人民法院移交司法行政机关指导管理的社区矫正机构负责执行。根据《关于加强信息合作规范执行与协助执行的通知》（法〔2014〕251号）的精神，对于涉食品、药品犯罪并适用禁止令的被告人，人民法院在宣判时，同时告知被告人，如其在市场监管部门办理了相关登记的，应在判决生效后办理变更登记手续。由省高级人民法院将禁止令判罚的相关信息通过信息合作通道定期告知省市场监督管理局。

三、关于禁止令的执行要求

市场监管部门在收到禁止令判罚的信息后，应及时将相关信息在企业信用信息公示系统平台公示，并要求企业（含农民专业合作社、个体工商户，下同）在收到变更通知三十日内，办理相关登记手续。如被告人为个体工商户的，应当通知该个体工商户办理禁止令明确的经营范围减少或者经营者变更手续；被告人担任企业法定代表人（负责人）的，应当通知该企业办理相关人员变更（备案）手续。市场监管部门在日常监管中发现禁止令签发后仍在从事食品、药品经营的，应当将相关线索通过信息合作渠道告知同级人民法院。

对于适用禁止令的被告人，如其违反禁止令，应依据相关规定依法处理。

本会议纪要下发后，各级人民法院、市场监管部门应认真贯彻执行，如有新的规定，按照新的规定执行。

---

主送：最高人民法院　国家市场监督管理总局

抄送：省委政法委　省检察院　省公安厅　省司法厅　省食安委

××省高级人民法院办公室　　　　　　　　　××××年××月××日印发

 **任务实施**

## 一、拟写提纲

标题　　　　　　　　中华中医药学会首届监事会2023年第一次会议

会 议 纪 要

第1期

时间：2023年2月17日

地点：北京

| 正文 | 主题：中华中医药学会首届监事会 2023 年第一次会议<br><br>主持人：监事长曹正逵<br><br>与会部门：秘书处、办公室、学术部、财务部、风湿病分会、医院药学分会、中药基础理论分会、亚健康分会、肝胆病分会、眼科分会<br><br>会议情况：会议认真学习了党的二十大会议精神……<br><br>会议听取了陈俊峰副秘书长关于《中华中医药学会 2022 年工作总结》《中华中医药学会 2023 年重点工作》和财务部戴红同志关于《中华中医药学会 2022 年度财务运行及内控管理说明》等工作情况的汇报，监事会成员就有关工作进行了提问与交流……<br><br>会议还听取了学会 6 家分支机构围绕开展党建工作、强化学术交流、引领学科发展、助力乡村振兴、推进科学普及、加强人才培养、规范财务收支、落实规章制度等工作情况的汇报…… |
|---|---|
| 文尾 | 本期发：秘书处　办公室　学术部　财务部　各有关分会<br><br>中华中医药学会办公室　　　　　　　　　　　2023 年 2 月 20 日印发 |

## 二、起草正文

## 三、检查修改

关键点解析：

1. 全面整理会议材料，正确取舍，合理删减。

2. 交代清楚会议概况，如时间、地点、主持人、会议名称、议题等要素。

3. 准确提炼会议事项。议定的事项、讨论的意见、做出的决定、布置的工作、提出的要求等主要内容要罗列完整、主次分明、详略得当。对于一些不规范的简称或俗称要注意核实订正。

4. 语言表达条理要清晰，文字要简洁、准确、平实，不要带有个人感情色彩。

 **展示评价**

### 中华中医药学会首届监事会 2023 年第一次会议纪要

第 1 期

时间：2023 年 2 月 17 日

地点：北京

主题：中华中医药学会首届监事会 2023 年第一次会议

主持人：监事长曹正逵

与会部门：秘书处、办公室、学术部、财务部、风湿病分会、医院药学分会、中药基础理论分会、亚健康分会、肝胆病分会、眼科分会

会议情况：

会议认真学习了党的二十大会议精神，大家一致表示在新的一年里，一定要以习近平新时代中国特色社会主义思想为指导，深刻领悟"两个确立"的决定性意义，切实增强"四个意识"，坚定"四个自信"，努力做到"两个维护"，在党的坚强领导下和各上级部门的指导支持下，准确定位，明确职责，与学会理事会一道，更广泛团结中医药科技工作者投身中医药传承创新发展工作中，为推动中医药学术进步和中医药事业高质量发展做出应有的贡献。

会议听取了陈俊峰副秘书长关于《中华中医药学会 2022 年工作总结》《中华中医药学

会2023年重点工作》和财务部戴红同志关于《中华中医药学会2022年度财务运行及内控管理说明》等工作情况的汇报，监事会成员就有关工作进行了提问与交流。会议认为，2022年，学会理事会的各项工作完全符合党和国家的决定部署、政策法规与学会章程，学会秘书处对理事会各项决策、部署的执行是坚决认真的，抓党建抓学术抓科普抓人才抓基层等重点工作是有力有效的，财务管理制度的制定与实施是严格规范的。同时，秘书处在举行常务理事会、全国学会工作会议、科学技术奖评审、科协"青托项目"评审等重要会议和重要工作中邀请监事会参加，主动接受监督，是值得充分肯定的。希望在上级主管部门和学会党委的领导下，在认真总结经验查找不足的基础上，进一步以党建为引领、以学术为根本、以会员为依靠、以服务为宗旨，围绕中心，胸怀大局，踔厉奋发，勇毅前行，高标准、高质量地推进各项工作，争取更大的成绩。

会议还听取了学会6家分支机构围绕开展党建工作、强化学术交流、引领学科发展、助力乡村振兴、推进科学普及、加强人才培养、规范财务收支、落实规章制度等工作情况的汇报。其中风湿分会组建了各省级专委会的科学传播团队，积极促进优质医疗资源下沉地方，并举办了"第五届青年医师中医医案交流活动"；医院药学分会开展党的二十大精神专题学习，召开了"2022年医院药学分会学术年会"，邀请河南中医药大学第一附属医院李学林教授作《中成药临床应用专家共识解读》主题报告等活动；中药基础理论分会召开了"第十四次全国临床中药学学术年会"，鼓励会员出版专著和各类教材26部，参与国家级、部局级科研课题45项，获得国家级、部局级奖励共47项；亚健康分会以"弘扬健康文化，倡导健康行动"为主题，举办2022年学术年会，加强基层骨干及中医师培养，在北京郊区开展乡村亚健康防治工作调研和义诊活动；肝胆病分会强化学术交流，召开了"第二十三次全国中医肝胆病学术年会""第六次青年论坛""第三届中医肝病外治论坛"等主题会议及青年学术培训等；眼科分会持续围绕推进健康中国建设，聚焦人口老龄化问题，举办了"眼科分会第21次学术年会"和"第三届中西医综合防控儿童青少年近视百望山论坛"。从汇报中可以看到，上述分会认真落实理事会年度工作计划，自觉服从学会秘书处管理，立足自身实际，创造性地开展工作，活动形式新颖、内容丰富、注重实效，为学会分支机构组织建设和工作创新提供了经验与借鉴。此外，大家还不断增强遵纪守法意识，使各自的财务管理按照秘书处要求规范运行。各分会也对进一步加强学会工作提出了一些很好的建议。

监事会监事长曹正逵，副监事长高金波，监事王昌恩、魏玮，秘书处副秘书长陈俊峰，办公室主任康宁，学术部主任庄乾竹，财务部负责人戴红及有关同志和风湿病分会秘书长唐晓颇、医院药学分会副秘书长薛春苗、中药基础理论分会秘书长王景霞、亚健康分会秘书长李洪皎、肝胆病分会秘书长李丽、眼科分会副秘书长张明明出席了会议。

---

本期发：秘书处　办公室　学术部　财务部　各有关分会

中华中医药学会办公室　　　　　　　　　　　　　　2023年2月20日印发

**任务评价考核表**

| 学习过程 | 评价要素 | 考核成绩 | | |
|---|---|---|---|---|
| | | A 能够完成<br>（8~10分） | B 基本完成<br>（5~7分） | C 尚未完成<br>（0~4分） |
| 课前自学 | 完成课前预习，了解会议纪要的写作要求 | | | |
| 获取信息 | 准确快速梳理并确定任务信息 | | | |
| 理论学习 | 学习思路清晰，主动回答问题 | | | |
| 任务实施 | 在教师的指导下，梳理会议纪要写作的相关要素，撰写会议纪要 | | | |
| 信息处理 | 采取头脑风暴等方式，归纳分析相关写作信息，优化活动成果 | | | |
| 展示分享 | 展示分享亮点，总结分析不足 | | | |

 ## 拓展阅读

扫描下方二维码，获取更多与本任务相关的知识。

会议纪要拓展阅读

## 思考与练习

### 一、填空题

1. 会议纪要是传达会议决定事项和主要精神，要求与会单位共同遵守、执行的一种有 _____和_____文种。

2. 会议纪要主要特点包括_____、_____、_____和_____。

3. 会议记录是讨论发言的实录，属_____；会议纪要只记要点，属 _____。

### 二、简答题

会议纪要一般有哪几种写作方法？

**思政点拨**

实际工作中，会议纪要往往也会藏有"猫腻"。某些领导觉得"会议纪要"只要打上集体决策的标签就"师出有名"，且存在问责的"隐蔽性"，出了问题集体承担，但究其根本还是权欲的作祟，心中无纪、脑中无法，借着手中的权力肆无忌惮胡作非为，缺少对法纪的敬畏。新修订的《中国共产党纪律处分条例》对"借集体决策名义集体违规"行为作出了明确的处分规定，给跃跃欲试、心存侥幸者敲响了警钟。

［点拨］"凡善怕者，必身有所正，言有所规，行有所止"。会议纪要绝不是违法乱纪的"挡箭牌"，集体研究不代表可以越过党纪国法红线，如果执迷不悟只会自吞苦果。根据《中国共产党纪律处分条例》第七十条规定，违反民主集中制原则，借集体决策名义集体违规的，给予警告或者严重警告处分；情节严重的，给予撤销党内职务或者留党察看处分。刚性的制度，划出了权力的边界。这既是纠正集体决策中的偏差、保持党规党纪严肃性的明确要求，也是实现好民主集中制、坚持党的正确领导的基本遵循。

## 第三章

# 医药事务类

 **本章导读**

医药事务类应用文是国家医药管理机关、医药企事业单位和广大医药从业人员常使用的一类应用文体。本章包括药品说明书、海报、活动策划书、调查报告、实验报告、医药广告文案 6 项学习任务。学习时应重点掌握其惯用的既定格式、相对稳定的语体规范和特定的传播对象，兼顾其直接的功用性和广泛的实用性。

写作药品说明书时，要注意药品说明书的严谨性；设计海报时，要注意医药海报和一般海报的区别；写作活动策划书时，要注意一切从实际出发；写作调查报告时，要注意针对性，切忌眉毛胡子一把抓；写作实验报告时，要注意表达方式和客观性；写作医药广告文案时，要注意广告的真实性、有的放矢。

## 学习任务一　药品说明书

 **学习目标**

1. 学习药品说明书的基本知识，知晓药品说明书重点涵盖内容。
2. 能够撰写出符合要求的药品说明书。
3. 培养求真务实、严谨细致的职业素养，激发医药人的社会责任感。

 **创设情境**

假设你是××医药公司药品研发助理，现公司正在生产一款预防感冒的中成药，药品说明书需要严格按照特定格式和规范要求编制，若你作为研发助理参与该药品说明书的撰写，将会从哪些方面考虑呢？

**明确任务**

根据创设情境，撰写一份药品说明书，完成本篇应用文的写作。

任务 1. 收集目前市面上相关药品说明书，了解药品说明书写作格式及写作要点。

任务 2. 根据本任务所学内容撰写药品说明书。

 **知识橱窗**

## 一、知识要点

药品说明书，是医护人员、患者了解药品的重要途径，也是生产、供应部门向医药卫生人员和人民群众宣传介绍药品特性，指导合理、安全用药和普及医药知识的主要媒介。药品说明书的特点见表 3 - 1 - 1。

表 3 - 1 - 1 药品说明书的特点

| 特点 | 说明 |
|---|---|
| 科学性 | 药品说明书须严格对药品的性能、主治功能、注意事项进行客观描述，不得随意夸大或者增加产品中不具备的成分、功效等，要做到实事求是，准确无误，严谨科学 |
| 准确性 | 药品说明书中凡涉及规格、成分、比例、用量、注意事项等方面的信息，均应遵循准确性，避免含混说法 |
| 条理性 | 药品说明书在写作时要条理清晰、主次分明，不同产品的说明书应根据自身产品特点进行说明，顾及人们的认识规律和阅读习惯 |

## 二、写作指南

药品说明书是说明药品重要信息的法定文件，是选用药品的法定指南。新药审批后的说明书，不得自行修改。药品说明书的内容应包括药品的品名、规格、生产企业、药品批准文号、产品批号、主要成分、适应症或功能主治、不良反应和注意事项等，中药制剂说明书还应包括主要药味（成分）性状、药理作用、贮藏事项等。以下以化学药品为例说明说明书的格式和内容书写要求。

1. 说明书格式

核准和修改日期

（特殊药品、外用药品标识位置）

×××说明书

请仔细阅读说明书并在医师指导下使用

（警示语位置）

【药品名称】

【成分】

【性状】

【适应症】

【规格】

【用法用量】

【不良反应】

【禁忌】

【注意事项】

【孕妇及哺乳期妇女用药】

【儿童用药】

【老年用药】

【药物相互作用】

【药物过量】

【临床试验】

【药理毒理】

【药代动力学】

【贮藏】

【包装】

【有效期】

【执行标准】

【批准文号】

【生产企业】

2. 说明书各项内容书写要求

（1）核准和修改日期。核准日期为国家药品监督管理局批准该药品注册的时间。修改日期为历次修改的时间。核准和修改日期应当印制在说明书首页左上角。修改日期位于核准日期下方，按时间顺序逐行书写。

（2）特殊药品、外用药品标识。麻醉药品、精神药品、医疗用毒性药品、放射性药品和外用药品等专用标识在说明书首页右上方标注。

（3）说明书标题。"×××说明书"中的"×××"是指该药品的通用名称。

（4）"请仔细阅读说明书并在医师指导下使用"或类似内容必须标注，并印制在说明书标题下方。

（5）警示语。指对药品严重不良反应及其潜在的安全性问题的警告，还可以包括药品禁忌、注意事项及剂量过量等需提示用药人群特别注意的事项。有该方面内容的，应当在说明书标题下以醒目的黑体字注明。无该方面内容的，不列该项。

（6）药品名称。按下列顺序列出。

1）通用名称。中国药典收载的品种，其通用名称应当与药典一致；药典未收载的品种，其名称应当符合药品通用名称命名原则。

2）商品名称。未批准使用商品名称的药品不列该项。

3）英文名称。无英文名称的药品不列该项。

4）汉语拼音。

（7）成分。

1）列出活性成分的化学名称、化学结构式、分子式、分子量。并按下列方式书写。

①化学名称。

②化学结构式。

③分子式。

④分子量。

2）复方制剂可以不列出每个活性成分化学名称、化学结构式、分子式、分子量内容。本项可以表达为"本品为复方制剂，其组分为"。组分按一个制剂单位（如每片、粒、支、瓶等）分别列出所含的全部活性成分及其量。

3）多组分或者化学结构尚不明确的化学药品或者治疗用生物制品，应当列出主要成分名称，简述活性成分来源。

4）处方中含有可能引起严重不良反应的辅料的，该项下应当列出该辅料名称。

5）注射剂应当列出全部辅料名称。

（8）性状。包括药品的外观、臭、味、溶解度以及物理常数等。

（9）适应症。应当根据该药品的用途，采用准确的表述方式，明确用于预防、治疗、诊断、缓解或者辅助治疗某种疾病（状态）或者症状。

（10）规格。指每支、每片或其他每一单位制剂中含有主药（或效价）的质量或含量或装量。生物制品应标明每支（瓶）有效成分的效价（或含量及效价）及装量（或冻干制剂的复溶后体积）。

表示方法一般按照中国药典要求规范书写，有两种以上规格的应当分别列出。

（11）用法用量。应当包括用法和用量两部分。需按疗程用药或者规定用药期限的，必须注明疗程、期限。

应当详细列出该药品的用药方法，准确列出用药的剂量、计量方法、用药次数以及疗程期限，并应当特别注意与规格的关系。

用法上有特殊要求的，应当按实际情况详细说明。

（12）不良反应。应当实事求是地详细列出该药品不良反应。并按不良反应的严重程度、发生的频率或症状的系统性列出。

（13）禁忌。应当列出禁止应用该药品的人群或者疾病情况。

（14）注意事项。列出使用时必须注意的问题，包括需要慎用的情况（如肝、肾功能的问题），影响药物疗效的因素（如食物、烟、酒），用药过程中需观察的情况（如过敏反应，定期检查血象、肝功、肾功）及用药对于临床检验的影响等。滥用或者药物依赖性内容可以在该项目下列出。

（15）孕妇及哺乳期妇女用药。着重说明该药品对妊娠、分娩及哺乳期母婴的影响，并写明可否应用本品及用药注意事项。未进行该项实验且无可靠参考文献的，应当在该项下予以说明。

（16）儿童用药。主要包括儿童由于生长发育的关系而对于该药品在药理、毒理或药代动力学方面与成人的差异，并写明可否应用本品及用药注意事项。未进行该项实验且无可靠参考文献的，应当在该项下予以说明。

（17）老年用药。主要包括老年人由于机体各种功能衰退的关系而对于该药品在药理、毒理或药代动力学方面与成人的差异，并写明可否应用本品及用药注意事项。未进行该项实验且无可靠参考文献的，应当在该项下予以说明。

（18）药物相互作用。列出与该药产生相互作用的药品或者药品类别，并说明相互作用的结果及合并用药的注意事项。未进行该项实验且无可靠参考文献的，应当在该项下予以说明。

（19）药物过量。详细列出过量应用该药品可能发生的毒性反应、剂量及处理方法。未进行该项实验且无可靠参考文献的，应当在该项下予以说明。

（20）临床试验。为本品临床试验概述，应当准确、客观地进行描述。包括临床试验的给药方法、研究对象、主要观察指标、临床试验的结果包括不良反应等。没有进行临床试验的药品不书写该项内容。

（21）药理毒理。包括药理作用和毒理研究两部分内容。

药理作用为临床药理中药物对人体作用的有关信息。也可列出与临床适应症有关或有助于阐述临床药理作用的体外试验和（或）动物实验的结果。复方制剂的药理作用可以为每一组成成分的药理作用。

毒理研究所涉及的内容是指与临床应用相关，有助于判断药物临床安全性的非临床毒理研究结果。应当描述动物种属类型、给药方法（剂量、给药周期、给药途径）和主要毒性表现等重要信息。复方制剂的毒理研究内容应当尽量包括复方给药的毒理研究结果，若无该信息，应当写入单药的相关毒理内容。未进行该项实验且无可靠参考文献的，应当在该项下予以说明。

（22）药代动力学。应当包括药物在体内吸收、分布、代谢和排泄的全过程及其主要的药代动力学参数，以及特殊人群的药代动力学参数或特征。说明药物是否通过乳汁分泌、是否通过胎盘屏障及血脑屏障等。应以人体临床试验结果为主，如缺乏人体临床试验结果，可列出非临床试验的结果，并加以说明。未进行该项实验且无可靠参考文献的，应当在该项下予以说明。

（23）贮藏。具体条件的表示方法按《中国药典》要求书写，并注明具体温度。如在阴凉处（不超过20 ℃）保存。生物制品应当同时注明制品保存和运输的环境条件，特别应明确具体温度。

（24）包装。包括直接接触药品的包装材料和容器及包装规格，并按该顺序表述。

（25）有效期。以月为单位表述。

（26）执行标准。列出执行标准的名称、版本。

（27）批准文号。指该药品的药品批准文号、进口药品注册证号或者医药产品注册证号。麻醉药品、精神药品、蛋白同化制剂和肽类激素还需注明药品准许证号。

（28）生产企业。国产药品该项内容应当与《药品生产许可证》载明的内容一致，进口药品应当与提供的政府证明文件一致。并按下列方式列出。

企业名称：

生产地址邮政编码：

电话和传真号码：（须标明区号）

网址：（如无网址可不写，此项不保留）

### 三、注意事项

在内容上，药品说明书应跟药品保持一致，既不盲目夸大，也不能省掉必须说明的内容，要随着药品的更新换代，及时更新内容。

在形式上，在显眼处，或用突显的方式（如使用黑体、大字号、图标等方式）标明与药品相关的注意事项，警示内容明确，避免含糊其词。必要时，可以借助图表、图例、三维动画等方式加以辅助，便于理解。同时，也可以选择印制在产品包装上、发送视频说明链接等。

在语言上，注意专业性和通俗性相结合，不可通篇采用专业术语、参数，给使用者理解上带来困难或者障碍，文字表述尽量通俗易懂。

 **范文引领**

例文一

OTC

乙类

#### 午时茶颗粒说明书

请仔细阅读说明书并按说明使用或在药师指导下购买和使用

【药品名称】

通用名称：午时茶颗粒

汉语拼音：Wushicha Keli

【成分】苍术、柴胡、羌活、防风、白芷、川芎、广藿香、前胡、连翘、陈皮、山楂、枳实、炒麦芽、甘草、桔梗、紫苏叶、厚朴、红茶、六神曲（炒）。辅料为蔗糖。

【性状】本品为棕色的颗粒；气微香，味甜、微苦。

【功能主治】祛风解表，化湿和中。用于外感风寒、内伤食积证，症见恶寒发热、头痛身楚、胸脘满闷、恶心呕吐、腹痛腹泻。

【规格】每袋装6克。

【用法用量】开水冲服。一次1袋，一日1~2次。

【不良反应】尚不明确。

【禁忌】尚不明确。

【注意事项】

1. 忌烟、酒及辛辣、生冷、油腻食物。

2. 风热感冒者不适用。

**3. 糖尿病患者及有高血压、心脏病、肝病、肾病等慢性病严重者应在医师指导下服用。**

**4. 儿童、孕妇、哺乳期妇女、年老体弱者应在医师指导下服用。**

5. 发热体温超过 38.5 ℃的患者，应去医院就诊。

6. 吐泻严重者应及时去医院就诊。

7. 服药 3 天症状无缓解，应去医院就诊。

8. 对本品过敏者禁用，过敏体质者慎用。

9. 本品性状发生改变时禁止使用。

10. 儿童必须在成人监护下使用。

11. 请将本品放在儿童不能接触的地方。

**12. 如正在使用其他药品，使用本品前请咨询医师或药师。**

【药物相互作用】如与其他药物同时使用可能会发生药物相互作用，详情请咨询医师或药师。

【贮藏】密封。

【包装】本品采用双向拉伸聚丙烯/真空镀铝流延聚丙烯药品包装用复合膜包装，6 克/袋×20 袋/包。

【有效期】24 个月。

【执行标准】《中国药典》（2020 年版）一部。

【批准文号】国药准字 Z42020189。

【说明书修订日期】2020 年 12 月 01 日。

药品上市许可持有人：××药业有限公司

地址：××××××××

生产企业：×××××××

生产地址：×××××××

邮政编码：××××××

电话号码：×××—×××××××

传真号码：×××—×××××××

企业网址：www.××××.com.cn

电子邮箱：××××@××××.com.cn

如有问题可与生产企业联系

**例文二**

医用棉签使用说明书

【药品名称】

通用名称：医用棉签

汉语拼音：YiYongMianQian

【成分】

本产品由棉球和签杆组成。其中棉球由医用脱脂棉制成，签杆采用竹签制成；按棉签含棉量分为：Ⅰ型、Ⅱ型。100 支棉签含棉量：Ⅰ型≥5 g；Ⅱ型≥18 g。本产品经环氧乙烷灭菌。

【适应症】

本产品供临床皮肤消毒及清洁伤口时使用。

【规格】

WS/MQ –（Ⅰ、Ⅱ）–（250 支、50 支、40 支、30 支、20 支、15 支、10 支、5 支）。

【批准文号】

×××食药监械（准）字2011 第××××号。

【生产企业】

企业名称：×××卫生材料厂。

 **任务实施**

## 一、拟写提纲

标题　　　　　　　　　　　×× 感冒颗粒说明书

　　　　　　请仔细阅读说明书并按说明使用或在药师指导下购买和使用

　　　　　　　【药品名称】

　　　　　　　【成分】

　　　　　　　【性状】

　　　　　　　【功能主治】

　　　　　　　【规格】

正文　　　　　　【用法用量】

　　　　　　　【不良反应】

　　　　　　　【禁忌】

　　　　　　　【注意事项】

　　　　　　　【药物相互作用】

　　　　　　　【贮藏】

　　　　　　　【包装】

【有效期】

【执行标准】

【批准文号】

【生产企业】

## 二、起草正文

### 三、检查修改

易错点解析:

1. 格式

（1）药品说明书设计项目缺少，格式不规范。

（2）该重点标注的内容没有标注。

2. 内容

（1）言语表述不清晰，用词含糊。

（2）专业术语使用较多，造成使用者理解困难。

## 展示评价

### ××感冒颗粒说明书

请仔细阅读说明书并按说明使用或在药师指导下购买和使用

【药品名称】

通用名称：××感冒颗粒

汉语拼音：××Ganmao Keli

【成分】金银花、生姜。

【性状】本品为黄褐色的颗粒；味甜、微苦。

【功能主治】清热解毒，凉血利咽。用于风寒外感、口咽干燥、流涕见上述证候者。

【规格】每袋装10克。

【用法用量】口服。一次1~2袋，一日3次。

【不良反应】尚不明确。

【禁忌】尚不明确。

【注意事项】

1. 忌烟酒、辛辣、鱼腥食物。

2. 不宜在服药期间同时服用滋补性中药。

**3. 糖尿病患者及有高血压、心脏病、肝病、肾病等慢性病严重者应在医师指导下服用。**

**4. 儿童、孕妇、哺乳期妇女、年老体弱、脾虚便溏者应在医师指导下服用。**

5. 发热体温超过38.5 ℃的患者应去医院就诊。

6. 服药3天症状无缓解，应去医院就诊。

7. 对本品过敏者禁用，过敏体质者慎用。

8. 本品性状发生改变时禁止使用。

9. 儿童必须在成人监护下使用。

10. 请将本品放在儿童不能接触的地方。

**11. 如正在使用其他药品，使用本品前请咨询医师或药师。**

【药物相互作用】 如与其他药物同时使用可能会发生药物相互作用，详情请咨询医师或药师。

【贮藏】 密封。

【包装】 本品采用双向拉伸聚丙烯/真空镀铝流延聚丙烯药品包装用复合膜包装，10克/袋×20袋/包。

【有效期】 24个月。

【执行标准】《中国药典》（2020年版）一部。

【批准文号】 ××××。

【生产企业】 ××××。

任务评价考核表

| 学习过程 | 评价要素 | 考核成绩 | | |
|---|---|---|---|---|
| | | A 能够完成（8～10分） | B 基本完成（5～7分） | C 尚未完成（0～4分） |
| 课前自学 | 完成课前预习，了解药品说明书的写作格式和内容要求 | | | |
| 获取信息 | 准确快速梳理并确定任务信息 | | | |
| 理论学习 | 学习思路清晰，主动回答问题 | | | |
| 任务实施 | 在教师的指导下，梳理药品说明书写作的相关要素，撰写药品说明书 | | | |
| 信息处理 | 采取头脑风暴等方式，归纳分析相关写作信息，优化活动成果 | | | |
| 展示分享 | 展示分享亮点，总结分析不足 | | | |

 **拓展阅读**

扫描下方二维码，获取更多与本任务相关的知识。

药品说明书拓展阅读

**思考与练习**

### 一、填空题

1. 药品说明书是_____的法定文件，是_____的法定指南。
2. 药品说明书的内容应包括_____、_____、_____、_____、_____、_____、_____、_____等。

### 二、简答题

作为医药大类专业学生，未来从事的工作具有较强的专业性，假设公司委任你写一份药品说明书，你觉得编写时应该注意哪些事项？

## 学习任务二　海报

 **学习目标**

1. 掌握海报的写作方法和设计结构。
2. 能够根据实际需要和情境拟写海报文稿。
3. 培养创新思维及增强对知识产权的尊重和保护意识。

 **创设情境**

学校一年一度的技能节又要开始了，为吸引广大师生均能参与到技能节中，各个教学系部都在紧锣密鼓地加以宣传。本次技能节的终极"比武"时间为 5 月 9 日至 5 月 12 日。药学系要求初期参赛作品送达截至 4 月 28 日，作品送达地点为博远楼 205 室。药学系宣传部承接了本次技能节中涉及"医药舞台"部分的宣传工作。假如你作为宣传部的一员，将如何设计这张海报？

 **明确任务**

根据创设情境，学习海报相关知识，设计一则海报文稿，完成本次写作任务。

任务 1. 思考海报的设计用途。

任务 2. 思考并回答海报写作中需要凸显的要素。

任务 3. 浅谈本次海报排版构思。

 **知识橱窗**

## 一、知识要点

海报是一种带有特殊的广告性质的张贴性应用文书，通常是用于向公众报道或介绍有关电影、戏曲、体育、报告会、发布会、展览会等消息，其目的是吸引大众关注、传递相关信息。海报的分类和特点见表 3 - 2 - 1 和表 3 - 2 - 2。

表 3 - 2 - 1　　　　　　　　　　　　　　海报的分类

| 分类 | 说明 |
| --- | --- |
| 电影海报 | 是涉及电影名称、电影导演、电影主演、电影内容、上映时间及上映地点等电影相关信息的一种海报类型，主要目的是扩大电影的宣传影响力 |
| 演出类海报 | 多是关乎文体节目，例如文艺晚会、话剧表演、舞蹈活动、杂技表演、体育比赛等，设计往往新颖别致，附带独特的视觉效果 |
| 活动类海报 | 一般涉及展览、展销活动或发布会等，目的是告知公众活动的时间及活动的精彩之处，从而吸引公众关注 |
| 报告类海报 | 多是指付费类或有潜在消费行为的讲座活动海报、学术报告海报等，部分报告类海报是为扩大人物影响力或事物、活动的影响力，不包括直接性的消费行为 |

表 3 - 2 - 2　　　　　　　　　　　　　　海报的特点

| 特点 | 说明 |
| --- | --- |
| 公开性 | 海报是一种公开发表的、向公众传递信息的宣传工具，海报内容不可涉及隐私性或需要保密性的材料 |
| 宣传性 | 海报的广告色彩浓烈，海报的出现场所应是人们易于见到的地方，目的是扩大其内容的影响力 |
| 社会影响性 | 海报是信息传递的重要载体，它是以宣传某个活动或推广某个商品为支点，从而影响人们思想或行为的一种媒介，由于其特有的宣传性和鼓动性，海报具有较大的社会影响性 |
| 实用性 | 海报中的信息需要言简意赅，涉及活动方案、活动地点、活动日期等内容需要真实具体，方便公众参与 |
| 艺术性 | 海报讲究个性与创新，需要在有限的时空范围内给公众以视觉刺激，达到宣传目的，海报已经由过去的单一文字表现走向综合的图文一体的艺术表现 |

## 二、写作指南

海报一般由标题 + 正文 + 落款 3 部分构成。

1. 标题

海报的标题一般较为灵活，写法多样，是海报的关键之处，一般会在一定程度上对其进行艺术设计。

（1）单独由文种名构成，即"海报"字样。海报字样大且醒目，通过美术设计，抓人眼球。

（2）由活动名构成。例如"药品展销会""新机发布会"等。

（3）根据内容拟定标题。例如"诚信315——赠人诚信，手有余香""以爱献礼——美丽相约"等。

（4）由内容及文种共同构成。例如"商品促销海报""安全用药宣传海报"等。

2. 正文

正文是海报内容的主要部分，格式灵活多样，排版自由设置。可采用一段式，也可采用分列式。海报正文一般涉及以下内容。

（1）活动情况。即关于活动的简明介绍，涉及活动类别、活动性质、活动水准、出席人物等相关要素。

（2）活动要素。即活动时间、活动地点、参与方法等具体事项要素。

（3）活动的目的及意义。在实际的海报正文中，以上内容项可以灵活运用，可少写或不写，重点罗列某需求项。也可设置悬念，以清晰美观、新颖独特为追求。

3. 落款

海报的落款一般由举办单位 + 日期构成。举办单位中经常还会有主办单位和承办单位之分。

## 三、注意事项

1. 海报文字要简洁明了，篇幅要短小精悍

海报追求广告效果，需要瞬时的强大的视觉号召力及信息灌输力。如若内容较多，会直接影响人们的接受情况。

2. 海报中的客观因素要准确、具体

海报中涉及的活动地点、活动时间、活动方式等主要内容必须阐述清楚，不可产生歧义，防止出现影响活动的不良后果。修饰性用语可以有夸张成分，但不能太过夸大其词。

3. 注重海报的艺术性处理原则

海报以吸引公众关注为主要目的，在海报的设计过程中，要善用现代化手段及艺术处理相关手段，以达到海报的高水平艺术效果。

**范文引领**

例文一

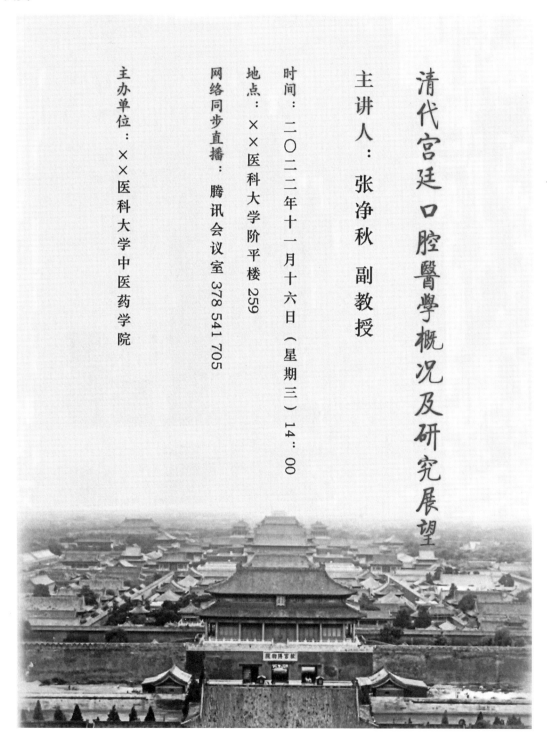

清代宫廷口腔醫学概况及研究展望

主讲人：张净秋　副教授

时间：二〇二二年十一月十六日（星期三）14：00

地点：××医科大学阶平楼259

网络同步直播：腾讯会议室 378 541 705

主办单位：××医科大学中医药学院

例文二

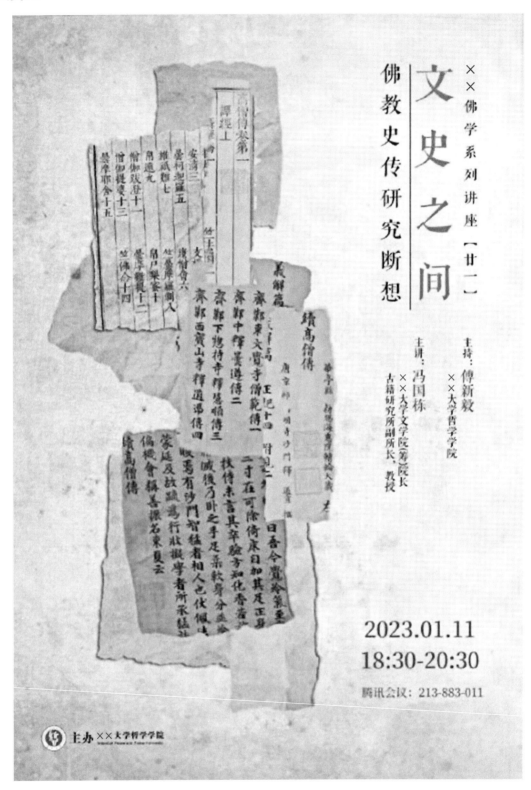

**任务实施**

## 一、拟写提纲

标题                                   海报（文稿）

活动意义：

正文
（写明宣传要素）      活动时间：

活动地点：

参与方式：

落款                                   单位名称
2023 年××月××日

## 二、 起草正文

## 三、检查修改

关键点解析：

1. 海报广告用语要有宣传性和鼓动性，突出活动的意义，吸引公众关注。

2. 海报的正文内容要交代完善，即写明活动的具体时间、地点、参与方式等。

3. 行文简洁，勿要赘述。

 **展示评价**

### 海报（文稿）

匠心筑梦，技赢未来。花样青春，绽放舞台。

技能节参赛作品送至：博远楼 205 室

作品提交截至时间：4 月 28 日

技能节活动时间：5 月 9 日至 5 月 12 日

药学系宣传部

2023 年 4 月 19 日

### 任务评价考核表

| 学习过程 | 评价要素 | 考核成绩 | | |
|---|---|---|---|---|
| | | A 能够完成（8~10 分） | B 基本完成（5~7 分） | C 尚未完成（0~4 分） |
| 课前自学 | 完成课前预习，熟悉文体知识 | | | |
| 获取信息 | 快速梳理并确定任务要件信息 | | | |
| 理论学习 | 学习思路清晰，主动回答问题 | | | |
| 任务实施 | 在教师的指导下，梳理海报写作的相关要素，明确写作格式，设计海报 | | | |
| 信息处理 | 采取头脑风暴等方式，创新设计思路，优化活动成果 | | | |
| 展示分享 | 展示分享亮点，总结分析不足 | | | |

**拓展阅读**

扫描下方二维码，获取更多与本任务相关的知识。

海报拓展阅读

 **思考与练习**

### 一、填空题

1. 海报的文案特点有_____、_____、_____、_____、_____。
2. 海报的正文可以是一段式，也可以是_____式。
3. 海报的设计，需要内容篇幅_____、艺术效果_____。

### 二、病例诊断

下面是一份海报（文稿）的内容，其中存在一些问题，请根据海报的设计原则进行修改。

**端午送安康**

五月五　是端午

餐厅实训迎粽来

药学系学生会

### 三、场景写作

社团艺术节近日开始新一轮招新，你作为中药社的副社长，承接了本次招新任务。为广纳贤才，你准备在校园文化广场张贴几张海报，以增强招新工作的宣传力度。招新时间定于10月8日，招新地点定于中药实训室105。社团招新需要报名成员自带个人简历。欢迎对中药知识有一定了解且充满兴趣的同学加入中药社。请你根据以上情境需求，拟写一份海报文稿。

 **思政点拨**

**海报中的"知识产权"**

2018年，电影《我不是药神》票房突破25亿元人民币，官方发布的庆祝海报被网友指出涉嫌抄袭漫画《我的英雄学院》，角色在海报中的动作、站位堪称百分百复刻原作。当日《我不是药神》的海报制作方——"正经图画"发表道歉声明，承认侵权，同时撤除了原有海报。

[点拨] 在新媒体时代，海报愈加成为集文案创意与图像设计于一体的艺术作品。创意是海报的核心特质，抄袭他人海报即属侵权。如何有效地尊重与保护知识产权，是每一个人都需要关注的问题。

## 学习任务三　活动策划书

### 学习目标

1. 学习活动策划书的概念、种类、特点等知识，掌握其写作要求和写作方法。
2. 能够根据不同的活动情境撰写活动策划书。
3. 提升团队合作能力，树立严谨务实的工作作风。

### 创设情境

为响应弘扬雷锋精神的时代号召，培养学生良好的思想道德品质，××医药技师学院拟深入社区开展"学雷锋月"系列志愿服务活动。老师请你策划一场高血压检测与预防宣传教育公益活动的实施方案。你将如何撰写活动策划书呢？

### 明确任务

根据创设情境，策划活动具体实施方案，完成本篇应用文的写作。

任务1. 收集在生活中所遇到的活动策划书，了解其写作格式及写作要点。

任务2. 根据本任务所学内容撰写活动策划书。

### 知识橱窗

### 一、知识要点

策划书又称为策划方案，是策划成果的表现形态，即对某个未来的活动或者事件进行具体策划，通常以文字和图片为表达载体。

活动策划书的撰写是为了将活动思路与活动过程客观、清晰、生动地呈现出来，以期指导下一步实践，高效地为后期活动的举行做出人力、物力、财力的安排和预算。活动策划书的种类和特点见表 3 - 3 - 1 和表 3 - 3 - 2。

| 表 3 - 3 - 1 | 活动策划书的种类 |
| --- | --- |
| 种类 | 说明 |
| 营销主导型活动策划书 | 以营利销售为主、宣传为辅而展开的主题策划 |
| 传播主导型活动策划书 | 以宣传为主而展开的主题策划 |
| 混合性活动策划书 | 既做营销，又兼具传播 |

| 表 3 - 3 - 2 | 活动策划书的特点 |
| --- | --- |
| 特点 | 说明 |
| 吸引性 | 活动策划书的撰写需针对特定的活动对象，要突出活动的亮点和特色，加强方案吸引性 |
| 关联性 | 策划不是一个孤立的存在，需要各环节的有效连接，才能最终保障活动的顺利举行 |
| 传播性 | 活动的举办有时会借助媒体的力量，增强活动传播性，扩大活动影响力，从而深化活动举行的意义 |
| 互动性 | 一场活动的策划，与策划对象的互动性是必须考虑的问题，提高互动可以使参与者融入感增加，能更好地感受活动举办的意义和目的 |
| 可执行性 | 撰写活动策划方案，可执行性是必须考虑的重要因素。策划方案的构思不能像空中楼阁，而是要脚踏实地，充分考虑客观实际 |

## 二、写作指南

1. 活动策划书的基本构成

（1）活动背景。指组织一场活动，是基于什么原因，有什么意义，准备达到什么样的效果等。如例文中，"请说心里话"的活动背景为校园中同学们普遍羞于表达爱和感恩之情，针对这样的大环境、大背景来策划活动。

（2）活动主题。指组织一场活动，准备以什么样的主题去开展。活动主题确定了，才能围绕主题策划各种相关的细节。如例文中，主题便是"感恩"。

（3）参与对象。组织一场活动，要把参与活动的对象写清楚，预估参与的人数，对整个活动的费用和相关设施设备做好充足的预算和准备。

（4）活动地点。在哪里举办活动，是活动策划书中必须具备的要素。

（5）活动分工。要对人员进行合理分工，分配工作，从而有效利用人力资源，保证活动的顺利举行。

（6）物资准备。确保各种活动物资能够到位，做好物资预算，如例文中，物资准备包括活动前期的宣传以及活动中所要的设备等。

（7）安全预案。活动策划要考虑清楚各种安全问题，特别是参与人数多的活动，更要想好问题细节，做好应急预案。

（8）注意事项。注意事项也叫活动规则，把规则说清楚，才能让每一位活动参与者更好地去执行。

（9）活动预期效果。每一场活动的举办都有一定的特殊意义，以及想要达成的预期效果，在活动策划书中应有所体现。

2. 活动策划书写作的文题结构

（1）标题。活动策划书的标题通常有两种构成形式。

1）公文式标题。一般由单位名称、活动内容、文种组成，如《××学院献血月活动策划书》。

2）新闻式标题。通常以活动主题为正题，由单位名称、活动内容、文种等构成副标题，如《学思想　强党性　重实践　建新功——××学院主题演讲比赛策划书》。

（2）正文。主要包括如下。

1）前言。概括地介绍策划的目的、背景、方法、依据、重要性等内容。

2）主体。对策划内容详细、具体而明了的说明（可参考"活动策划书的基本构成"部分）。

（3）落款。主要包含策划者名称和成文时间，一般在正文末尾右下方写明。如在标题中已经写清楚策划者名称的，可不署名，只需写清成文时间。

## 三、注意事项

1. 明确方案的撰写目的

按活动的主题和诉求确定要以什么形式开展活动，每个细节都要向目标靠拢，保证撰写方案时不偏离方向和主题。

2. 策划书撰写要从现实因素出发，具有关联性

活动策划书撰写时，不能脱离客观实际，同时活动策划的各环节要有效连接，保障实施与执行。

 **范文引领**

## 例文

"请说心里话"感恩活动策划书

**一、活动主题**

"请说心里话"感恩活动。

**二、活动目的**

我们要学会感激父母，因为他们给了我们宝贵的生命；我们要学会感激老师，因为他们给了我们无穷的知识；我们要学会感激朋友，因为他们给了我们克服困难的力量；我们要学会感激周围的一切，因为它们给了我们和谐健康的成长空间。弘扬××技师学院的"感恩"传统，让感恩之心温暖校园。

**三、活动时间**

2022 年 10 月 7 日 19：00。

#### 四、活动地点

××技师学院 3 号篮球场。

#### 五、活动参加人员

一年级全体新生，院学生会、院宣传部、院组织部全体成员。

#### 六、活动前期准备

联系院宣传部做好活动前期的宣传工作（宣传海报、板报以及主题音乐等）；协调好演员、工作人员的课程安排；收集各班同学感恩父母的视频，可录制各种方言版的感恩语录；收集有关感恩老师、感恩父母的视频和漫画，制作活动所用 PPT；选取活动现场的暖场曲及主题曲；提前准备现场所需物品。

#### 七、活动流程策划

1. 主持人宣布活动开始；

2. 播放感恩老师视频；

3. 现场互动（难忘的老师）；

4. 播放各班感恩父母视频；

5. 沙画欣赏、献给父母的节目；

6. 给父母发短信；

7. 现场互动（让同学们写出自己想对父母说的感恩的话做成便签，现场抽取读诵）；

8. 感恩诗朗读；

9. 全体共唱《感恩的心》；

10. 活动总结；

11. 主持人宣布活动结束。

#### 八、活动要求

要求院学生会、院宣传部、院组织部全体成员认真做好活动前的每项组织工作，确保活动顺利开展。活动中，积极应对突发事件，维持好会场秩序。活动后，积极调研，收集各班同学对此次活动的感悟。

××技师学院学生会

2022 年 10 月 1 日

 **任务实施**

## 一、拟写提纲

| 标题 | "健康长寿　我们在行动"活动策划书 |
|---|---|
| | 一、活动背景 |
| | ………… |

二、活动主题

…………

三、参与对象

…………

四、活动地点

…………

五、活动时间

…………

六、活动分工

正文 …………

七、物资准备

…………

八、注意事项

…………

九、活动内容

…………

十、活动预期效果

…………

落款 ××医药技师学院学生会

××××年××月××日

## 二、起草正文

## 三、检查修改

关键点解析：

1. 策划书的正文内容要交代完善、翔实，即写明活动的目的，具体时间、地点、参加人员及需要准备的相关物品。

2. 活动策划书的写作目的要具体化，并且要提前考虑活动的可行性，使其具有执行力。

3. 表现方式要简洁明了，行文通俗易懂，但表述方面要力求详尽，没有遗漏。

 **展示评价**

### "健康长寿 我们在行动"活动策划书

**一、活动背景**

10 月 8 日是全国高血压日，作为医药院校专业学生，具备扎实可靠的医疗常识性知识，借助校企合作企业提供场地和医疗设备的机会，开展公益活动，走向基层社区为群众带来便利和实惠。

**二、活动主题**

活动主题为"健康长寿 我们在行动"。通过公益活动，提高公众对高血压的认知，掌握预防和控制方法。

**三、参与对象**

大王屯社区高血压患者以及检测人员，学院健康服务管理系三年级师生。

**四、活动地点**

大王屯社区活动中心。

**五、活动时间**

2022 年 10 月 7 日 8：00—12：00。

**六、活动分工**

院学生会学生：2022 年 10 月 7 日 7：30 在大王屯社区活动中心门口集合点名，在

7：50 之前完成摆放桌椅、医疗设施、消毒物品、隔离桩、条幅等现场布置工作。

全体三年级师生：2022 年 10 月 7 日 7：45 在大王屯社区活动中心门口集合点名，进入到岗工作状态。

企业设备保障组：保障公益活动当天供电、供水工作。

### 七、物资准备

配备专业检测高血压设备 10 台、心电图设备 2 台、血糖监测器 8 台、医用口罩 500 只、医用手套 500 双、酒精免洗消毒洗手液 20 瓶、酒精消毒液 30 瓶、桌子 20 张、板凳 50 个。

### 八、注意事项

1. 着装问题。现场所有工作人员着工装或者校服。全员佩戴工牌，党员教师佩戴党徽。

2. 安全预案。要将各种安全问题想到活动开展的最前头，现场所有工作人员全员统一配备医用口罩和医用手套，减少直接接触。

### 九、活动内容

1. 对高血压患者进行健康体检。

2. 对高血压患者进行培训（健康生活方式、行为干预以及预防治疗方案）。

### 十、活动预期效果

每一场活动的举办都有一定的特殊意义，公益高血压检测活动是为了响应××省医学会高血压防治分会号召，呼吁广大人民群众尤其是高血压患者重视自测血压，提高自我防护能力，更好地防控高血压。作为医药院校，希望通过此次公益活动，为同学们提供锻炼的机会，学有所用，把健康送到他人身边。

××医药技师学院学生会

2022 年 10 月 1 日

#### 任务评价考核表

| 学习过程 | 评价要素 | 考核成绩 | | |
| --- | --- | --- | --- | --- |
| | | A 能够完成<br>（8～10 分） | B 基本完成<br>（5～7 分） | C 尚未完成<br>（0～4 分） |
| 课前自学 | 完成课前预习，了解活动策划书的写作要求 | | | |
| 获取信息 | 准确快速梳理并确定任务信息 | | | |
| 理论学习 | 学习思路清晰，主动回答问题 | | | |
| 任务实施 | 在教师的指导下，梳理活动策划书的相关要素，撰写活动策划书 | | | |
| 信息处理 | 采取头脑风暴等方式，归纳分析相关写作信息，优化活动成果 | | | |
| 展示分享 | 展示分享亮点，总结分析不足 | | | |

## 拓展阅读

扫描下方二维码，获取更多与本任务相关的知识。

活动策划书拓展阅读

 ## 思考与练习

### 一、填空题

活动策划书写作基本内容通常包括＿＿＿＿＿、＿＿＿＿＿、＿＿＿＿＿、＿＿＿＿＿、
＿＿＿＿＿、＿＿＿＿＿、＿＿＿＿＿、＿＿＿＿＿、＿＿＿＿＿等。

### 二、病例诊断

下面是一份活动策划书，在内容和语言上都存在一些问题，请根据活动策划书的写作规范进行修改。

活动策划书

**一、活动背景**

学院开展以"青春起点 责任未来"为主题的教育活动，良好的校园文化需要我们大家共同建设。开展相应活动来提醒当代青少年对国家对社会的强烈责任感以及奉献精神。

**二、活动目的和意义**

1. 认识自我，正确定位自己，树立自信心。

2. 增强同学们对社会的责任感，养成激情青春、怀揣梦想、身负以天下为己任的责任精神以及对社会的奉献精神。

**三、活动具体方案**

1. 准备阶段：团支书及组织委员、政宣委员认真准备。

2. 活动时间：待定。

3. 活动地点：待定。

**四、活动流程**

1. 班干部组织同学们提前按次序进入教室。

2. 中间具体流程根据实际情况而定。

3. 对参加节目的人给予奖励并鼓励继续努力。

**五、经费预算**

1. 问卷表打印。

2. 海报纸 1 张。

3. 邀请函（暂不确定几张）。

4. 小礼品。

# 学习任务四　调查报告

 ## 学习目标

1. 掌握调查报告的知识要点与写作格式。

2. 能够根据实际需要撰写调查报告。

3. 增强关心社会生活的意识，提高解决实际问题的能力。

 ## 创设情境

随着生活水平的提高，越来越多的家庭更加关注自身及家人的健康，家庭小药箱成了家庭的必备品。××医药连锁有限公司准备在"双十一"推出"家庭常备药药箱"系列产品。为了深入地了解人们对家庭常备药的需求状况和选购方式，××医药连锁有限公司拟针对常备药的种类和销售方式进行前期的市场调查，以推出更加符合人们需求的家庭常备药系列产品，更好更精准地进行市场营销定位。

若你作为这个项目的负责人，需要组织开展市场调查并形成书面报告，该如何完成这份调查报告呢？

 ## 明确任务

根据创设情境，完成本篇调查报告的撰写。

任务 1. 阅读知识要点部分，学习调查报告的定义、特点及分类。

任务 2. 阅读写作指南部分，梳理归纳调查报告的结构与写作格式。

任务 3. 收集整理所获信息和资料，形成有意义的结论。

任务 4. 结合调查材料，撰写调查报告。

 ## 知识橱窗

### 一、知识要点

调查报告就是根据特定的意图，对某事物、某现象、某问题或某专题进行有目的地系统调查，并将调查的各类信息资料收集整理，科学合理地分析研究，得出结论后形成的书面报告。调查报告能够客观地反映问题的现状和趋势，为领导的决策提供有效的导向依据，科学有效地解决问题。调查报告的种类和特点见表 3 - 4 - 1 和表 3 - 4 - 2。

表 3 - 4 - 1　　　　　　　　　　　　　　调查报告的种类

| 种类 | 说明 |
| --- | --- |
| 情况性调查报告 | 比较系统地反映本地区、本单位基本情况的一种调查报告，是领导机关和决策人员进行正确决策的重要依据 |
| 经验性调查报告 | 通过分析典型事例，总结工作中出现的新经验，从而指导和推动某方面工作的一种调查报告 |
| 问题性调查报告 | 针对某一方面的问题进行专项调查，是揭露问题真相，分析问题原因和性质，同时为解决问题提供途径和建议的一种调查报告 |

表 3 - 4 - 2　　　　　　　　　　　　　　调查报告的特点

| 特点 | 说明 |
| --- | --- |
| 目的的明确性 | 有明确的意向，针对和围绕某一综合性或专题性问题展开，反映的问题集中且有针对性 |
| 材料的真实性 | 以大量的充分确凿的事实作为依据，真实性是调查报告的生命 |
| 内容的广泛性 | 内容可以是某种事物、某种现象、某个问题或某个专题 |
| 方法的科学性 | 无论是开展调查获取事实材料，还是对事实材料进行研究论证，都要采用科学的方法 |

## 二、写作指南

调查报告一般由标题、目录、正文、附件、落款组成，可根据需要有所取舍。

1. 标题

调查报告的标题比较灵活，通常有两种构成形式。

（1）公文式标题。由内容、范围和文种构成，如《2021—2025 年中国记忆枕头市场现状分析及发展前景调查报告》。

（2）自由式标题。包括陈述式、提问式和正副标题结合式。陈述式如《中药市场巨大空间的背后诸多问题制约产业发展》；提问式如《严控费、降药价背景下医药行业能否逆势上扬?》；正副标题结合式是将调查的结论或主题作为主标题，将内容、范围、文种作为副标题，如《我国药用辅料行业期待更高质量发展——2022 年中国医药市场调查》。

2. 目录

如果调查报告的内容较多，篇幅较长，为了方便阅读，可以使用目录列出章节、标题和页码。内容简单的调查报告则不需要。

3. 正文

正文一般包括前言、主体和结尾 3 部分。

（1）前言。这部分主要概述调查的基本情况，包括调查的起因与目的、时间与地点、对象或范围、经过与方法等。要精炼概括，直入主题。

（2）主体。主体是调查报告的核心内容。这部分主要列举调查数据，分析调查结果，从中得出结论。其结构形式可分为纵式结构、横式结构和综合式结构3种。

1）横式结构。对调查的内容进行分析归纳，提炼出主旨，然后紧紧围绕主旨，按照不同的类别分别归纳成几个问题来写。每个问题可用小标题或观点句另起，小标题和观点句多由动宾结构的短语来充当，力求凝练、醒目、富于表现力。这种结构形式观点鲜明、中心突出，使人一目了然。

2）纵式结构。按照事物发生、发展的脉络来写。优点是便于读者阅读，对事情的前因后果能清楚了解。

3）综合式结构。纵式和横式穿插配合。一般叙述和议论采用纵式结构，而写收获、认识和经验教训时采用横式结构。

（3）结尾。结尾一般是根据调查结果提出相应的建议或决策，也就是准备采取的措施，这一部分要与正文的论述紧密对应，如相关内容已经在正文中出现，不再需要单独结尾。

4. 附件

附件是指调查报告正文包含不了或没有提及，但与正文有关，必须附加说明的部分。它是对正文报告的补充，包括数据汇总表、原始背景资料和必要的工作技术报告，如为调查选定样本的有关细节资料及调查期间所使用的文件副本等。

5. 落款

署名和成文日期可在正文末尾的右下方。如果标题是单列一页的，署名和成文日期可与标题同页。

### 三、注意事项

1. 要有针对性

一份调查报告不可能解决所有问题，调查报告的针对性越强，其价值也就越大。调查报告就是针对某一问题进行深入调查研究，提出具有指导意义的意见和建议。

2. 要注重真实性

真实性是调查报告的生命，必须以实事求是的态度如实地反映情况，掌握多种调查方法，充分收集材料，不能在调查中掺入个人的偏见。对材料和数据要反复核查，去伪存真，确保调查报告的真实性。

 范文引领

例文

关于职业院校学生消费现状的调查报告

**前言**

随着时代的发展，当今职业院校学生的消费行为在社会大背景的影响下日益呈现多元化，为了充分了解职业院校学生的消费现状，更直观地发现学生自身存在的问题，并有针对性地提出有效的改善措施，从而引导学生合理规划自身消费，树立正确、健康的消费观。

1. 调查目的：了解职业院校学生的消费现状，分析潜在的问题，提出有效措施，树立正确、健康的消费观。

2. 调查对象：面向本校部分学生随机性匿名调查，共收集调查样本205份，男生57人，女生148人，平均年龄为17.1岁，平均年级为2.3年级。

3. 调查方式：问卷调查法。问卷内容根据职业院校学生消费的相关情况自行设计，反复修改后形成。问卷主要采用选择题的形式，通过"问卷星"线上填写。

## 一、基本现状：调查数据统计分析

此次调查有效答卷共205份，参加调查的学生具有很高的随机性，保障了本次职业院校学生消费现状调查具有一定的普遍意义。我们主要针对职业院校学生在消费总额、消费结构、消费来源、消费理念、家庭收入、学生父母对待孩子消费超支的教育等方面的情况进行了调查与统计。

（一）学生月消费总额

学生的月消费总额在600元以下的占12.68%，在600~1 000元的占54.63%，在1 000~1 500元的占28.29%，高于1 500元的占4.39%。

学生的月消费总额呈现多层次化，主要集中在600~1 000元这一区间，两极分化的现象比较少。

（二）学生的消费结构

消费结构比例比较适当，学生用于饮食方面的开销最多，有86.34%的学生月消费主要用于饮食。相较于服装和娱乐方面，用于学习的费用过低。

（三）学生的消费来源

学生的消费来源比较单一，绝大多数都是源于父母给予，占比为94.15%；其次为兼职和勤工俭学，占比分别为13.66%和11.22%。

（四）学生的消费理念

消费理念主要体现在消费计划、消费方式、透支消费情况以及影响消费的因素等方面。

1. 消费计划

仅有30.73%的学生能够事先做好消费计划，37.56%的学生能省则省，26.34%的学生则是顺其自然。大多数学生虽然有理性消费意识，但是缺乏具体的计划和行为约束力。

2. 消费方式

学生服饰消费的主要方式是网购，占比为64.88%，到大型超市或商场的比例为13.17%，到专卖店或品牌店的比例为5.85%。

3. 透支消费

当消费超支时，96.1%的学生不会选择平台透支软件。

4. 影响消费的因素

40.49%的学生会考虑实用性，26.34%的学生会考虑价格因素，注重品牌的比例仅占1.46%。大多数学生消费理念比较理性，少部分学生消费理念需要适当引导。

（五）家庭月收入

家庭月收入3 000元以下的学生比例为20%，家庭月收入在3 000~5 000元的学生比例为44.88%，在5 000~10 000元的学生比例为26.34%，家庭月收入20 000元以上的学生比例仅为1.95%。

（六）学生父母对待孩子消费超支的教育

68.29%的父母会很严肃地教育孩子，但也有20.49%的父母宁可自己省吃俭用，也不让孩子受委屈，10.24%的父母会认为无所谓，甚至有0.98%的父母认为可以随便花。

## 二、结论与分析

（一）结论

1. 学生的消费取向呈现多元化。学生在实现温饱问题的同时，女生在服饰装扮方面消费较多，男生在娱乐方面消费较多。部分手头宽裕的学生不仅拥有手机，而且还有笔记本电脑和平板等电子产品。可见学生的消费取向逐渐向多元化发展。

2. 学生的消费理念相对比较理性，但仍需进一步引导。学生的大部分支出用于饮食方面，其他方面所占比例并不高。由于消费能力有限，学生们的消费一般较为谨慎，消费时尽量考虑实用性和价格方面的因素，绝大多数学生不会选择透支的消费方式。但多数学生缺乏消费计划，容易冲动消费，经常会出现"前半月鸡鸭鱼肉香，后半月吃馍水点荡"的情况。

3. 学生的家庭月收入普遍不高，但家长又缺乏对孩子消费方面的教育。大部分学生家庭月收入在一万元以下。学生的生活费来源也比较单一，绝大多数源于父母的给予。三分之一的家长在孩子的消费观教育方面缺乏合理的引导和教育。

（二）学生消费不合理因素的分析

1. 社会不良消费风气的影响。学生是对社会消费有敏锐触角的群体，职业院校学生平均年龄为17岁左右，他们大多数正处于世界观和人生观的形成时期，缺乏自主判断力，很容易走进不良消费的误区。

2. 校园不良消费风气的影响。学校缺乏对学生消费观教育的引导，学生很容易受到外界因素的干扰，很大程度上都是"攀比惹的祸"。"比吃喝、比穿戴、比玩乐"的风气一旦有苗头，学生们会竞相效仿。

3. 家长不当教育观念的影响。家长对孩子消费观的教育和引导方面存在一定的问题，许多家长自身没有健康的消费观念，不少家长"再苦不能苦孩子"的消费观念正在助长孩子形成不良的消费习惯。

## 三、对策与建议

（一）量入为出，杜绝攀比

建议学生在消费时充分考虑家庭的经济状况、父母的承受能力，正视自身的消费条件，克服攀比心理。

（二）合理规划，适度消费

建议学生在消费时，将消费内容分为生存型消费和享受型消费，合理规划饮食和生活必需品等生存型消费，尽量减少服饰装扮、娱乐等享受型消费。树立规划意识，勤俭节约，有计划有目的地消费，一旦超支，及时调整。

（三）学校和家庭应加强对学生正确消费观念的培养

学校要将消费观融入思政教育内容中，家长要以身作则，树立好榜样，潜移默化地培养学生形成正确的消费观。

××技师学院学生会

××××年××月××日

附件：职业院校学生消费情况调查问卷

第1题　您的性别？［单选题］

| 选项 | 小计 | 比例 |
|------|------|------|
| 男 | 57 | 27.8% |
| 女 | 148 | 72.2% |
| 本题有效填写人次 | 205 | |

第2题　您所在的年级？［单选题］

| 选项 | 小计 | 比例 |
|------|------|------|
| 一年级 | 21 | 10.24% |
| 二年级 | 114 | 55.61% |
| 三年级 | 66 | 32.2% |
| 四年级 | 4 | 1.95% |
| 本题有效填写人次 | 205 | |

第3题　您的年龄？［单选题］

| 选项 | 小计 | 比例 |
|------|------|------|
| 15 岁 | 8 | 3.9% |
| 16 岁 | 52 | 25.37% |
| 17 岁 | 77 | 37.56% |
| 18 岁 | 51 | 24.88% |
| 19 岁 | 13 | 6.34% |
| 20 岁 | 4 | 1.95% |
| 本题有效填写人次 | 205 | |

第 4 题　您的月消费大约是多少？［单选题］

| 选项 | 小计 | 比例 |
|---|---|---|
| 600 元以下 | 26 | 12.68% |
| 600 ~ 1 000 元 | 112 | 54.63% |
| 1 000 ~ 1 500 元 | 58 | 28.29% |
| 1 500 元以上 | 9 | 4.39% |
| 本题有效填写人次 | 205 | |

第 5 题　您的家庭月收入大约是多少？［单选题］

| 选项 | 小计 | 比例 |
|---|---|---|
| 3 000 元以下 | 41 | 20% |
| 3 000 ~ 5 000 元 | 92 | 44.88% |
| 5 000 ~ 10 000 元 | 54 | 26.34% |
| 10 000 ~ 20 000 元 | 14 | 6.83% |
| 20 000 元以上 | 4 | 1.95% |
| 本题有效填写人次 | 205 | |

第 6 题　您一般每个月花费主要在哪些方面？［单选题］

| 选项 | 小计 | 比例 |
|---|---|---|
| 吃饭 | 177 | 86.34% |
| 购买衣服 | 8 | 3.9% |
| 日用品 | 2 | 0.98% |
| 学习用品 | 3 | 1.46% |
| 娱乐 | 4 | 1.95% |
| 通信 | 0 | 0% |
| 烟酒 | 1 | 0.49% |
| 其他 | 10 | 4.88% |
| 本题有效填写人次 | 205 | |

第 7 题　您一般在哪里购买服饰？［单选题］

| 选项 | 小计 | 比例 |
|---|---|---|
| 大型超市或商场百货 | 27 | 13.17% |
| 专卖店或品牌店 | 12 | 5.85% |
| 特色店或折扣店 | 7 | 3.41% |
| 路边小摊 | 7 | 3.41% |
| 网购 | 133 | 64.88% |
| 其他 | 19 | 9.27% |
| 本题有效填写人次 | 205 | |

第8题 您购物时主要考虑哪些因素？［单选题］

| 选项 | 小计 | 比例 |
| --- | --- | --- |
| 时尚 | 39 | 19.02% |
| 实用 | 83 | 40.49% |
| 价格 | 54 | 26.34% |
| 品牌 | 3 | 1.46% |
| 其他 | 26 | 12.68% |
| 本题有效填写人次 | 205 | |

第9题 当您和朋友聚会及外出时，您一般采取哪种买单方式？［单选题］

| 选项 | 小计 | 比例 |
| --- | --- | --- |
| AA制 | 83 | 40.49% |
| 有人请客买单 | 5 | 2.44% |
| 视情况而定 | 99 | 48.29% |
| 其他 | 18 | 8.78% |
| 本题有效填写人次 | 205 | |

第10题 以下哪项符合您的消费方式？［单选题］

| 选项 | 小计 | 比例 |
| --- | --- | --- |
| 能省则省 | 77 | 37.56% |
| 事先做好消费计划 | 63 | 30.73% |
| 毫不在乎，想花就花 | 2 | 0.98% |
| 顺其自然 | 54 | 26.34% |
| 其他 | 9 | 4.39% |
| 本题有效写人次 | 205 | |

第11题 您的生活费主要来源是什么？［多选题］

| 选项 | 小计 | 比例 |
| --- | --- | --- |
| 父母给予 | 193 | 94.15% |
| 勤工俭学 | 23 | 11.22% |
| 奖学金 | 3 | 1.46% |
| 兼职 | 28 | 13.66% |
| 其他 | 19 | 9.27% |
| 本题有效填写人次 | 205 | |

**第 12 题** 以下物品您拥有哪些？[多选题]

| 选项 | 小计 | 比例 |
|------|------|------|
| 笔记本电脑 | 23 | 11.22% |
| 手机 | 203 | 99.02% |
| 平板等电子产品 | 15 | 7.32% |
| 本题有效填写人次 | 205 | |

**第 13 题** 您日常网购的频率是多少？[单选题]

| 选项 | 小计 | 比例 |
|------|------|------|
| 每天网购 | 2 | 0.98% |
| 每周 2~3 次 | 50 | 24.39% |
| 每周 1 次 | 33 | 16.1% |
| 每两周 1 次 | 54 | 26.34% |
| 每月 1 次 | 27 | 13.17% |
| 比以上频率更低 | 39 | 19.02% |
| 本题有效填写人次 | 205 | |

**第 14 题** 您每月饮食需要花费多少元？[单选题]

| 选项 | 小计 | 比例 |
|------|------|------|
| 300 元以下 | 21 | 10.24% |
| 300~600 元 | 76 | 37.07% |
| 600~800 元 | 69 | 33.66% |
| 800~1 200 元 | 35 | 17.07% |
| 1 200 元以上 | 4 | 1.95% |
| 本题有效填写人次 | 205 | |

**第 15 题** 您每月在衣服鞋帽上花费多少元？[单选题]

| 选项 | 小计 | 比例 |
|------|------|------|
| 200 元以下 | 91 | 44.39% |
| 200~300 元 | 80 | 39.02% |
| 300~500 元 | 24 | 11.71% |
| 500 元以上 | 10 | 4.88% |
| 本题有效填写人次 | 205 | |

第 16 题　您每月花费在日用品上多少元？［单选题］

| 选项 | 小计 | 比例 |
|------|------|------|
| 50 元以下 | 47 | 22.93% |
| 50～100 元 | 106 | 51.71% |
| 100～200 元 | 40 | 19.51% |
| 200 元以上 | 12 | 5.85% |
| 本题有效填写人次 | 205 | |

第 17 题　您每月花费在学习用品、资料上多少元？［单选题］

| 选项 | 小计 | 比例 |
|------|------|------|
| 0 | 12 | 5.85% |
| 0～20 元 | 81 | 39.51% |
| 20～50 元 | 70 | 34.15% |
| 50 元以上 | 42 | 20.49% |
| 本题有效填写人次 | 205 | |

第 18 题　您每月花费在娱乐上多少元？［单选题］

| 选项 | 小计 | 比例 |
|------|------|------|
| 50 元以下 | 111 | 54.15% |
| 50～100 元 | 54 | 26.34% |
| 100～200 元 | 19 | 9.27% |
| 200 元以上 | 21 | 10.24% |
| 本题有效填写人次 | 205 | |

第 19 题　您每月的通信费用多少元？［单选题］

| 选项 | 小计 | 比例 |
|------|------|------|
| 50 元以下 | 76 | 37.07% |
| 50～100 元 | 95 | 46.34% |
| 100～150 元 | 27 | 13.17% |
| 150 元以上 | 7 | 3.41% |
| 本题有效填写人次 | 205 | |

第 20 题　您前半月与后半月的消费金额有何变化？［单选题］

| 选项 | 小计 | 比例 |
|------|------|------|
| 前多后少 | 60 | 29.27% |
| 前少后多 | 8 | 3.9% |
| 基本一样 | 137 | 66.83% |
| 本题有效填写人次 | 205 | |

第21题　当您消费超支了，您会选择平台透支吗？［单选题］

| 选项 | 小计 | 比例 |
|------|------|------|
| 会 | 8 | 3.9% |
| 不会 | 197 | 96.1% |
| 本题有效填写人次 | 205 | |

第22题　当您消费超支了，您父母会怎么看？［单选题］

| 选项 | 小计 | 比例 |
|------|------|------|
| 无所谓 | 21 | 10.24% |
| 很严肃地教育我，并让我学会合理规划生活费 | 140 | 68.29% |
| 宁可自己省吃俭用，也不让孩子受委屈 | 42 | 20.49% |
| 家里不缺这点钱，随便花 | 2 | 0.98% |
| 本题有效填写人次 | 205 | |

## 任务实施

## 一、拟写提纲

| 标题 | 关于家庭常备药的调查报告 |
|------|------|
| 前言 | 前言 |
| | （调查目的、调查对象、调查方式） |
| | ………… |
| 基本现状 | 一、基本现状 |
| | （调查数据展示、调查数据分析） |
| | ………… |
| 结论分析 | 二、结论分析 |
| | ………… |
| 对策建议 | 三、对策建议 |
| | ………… |
| | |
| 落款 | ××医院连锁有限公司 |
| | ××××年××月××日 |
| 附件 | 附件：家庭常备药调查问卷 |

## 二、起草正文

## 三、检查修改

易错点解析：

1. 调查问卷制作内容不能全面反映所需要解决的问题。

2. 调查数据归纳不全面，分析不深入。

3. 调查结论与材料数据不匹配，依据性差。

4. 对策建议不到位，针对性差。

 展示评价

关于家庭常备药的调查报告

**前言**

当今社会，越来越多的家庭关注健康的意识日益增强，家庭小药箱成了家庭的必备。在药箱中准备一些家庭常用药品，以备不时之需。为了充分了解人们对家庭常备药的需求状况和选购方式，××医药连锁有限公司希望通过此次调查更深入地了解家庭常备药的具体需求情况，以推出更加符合人们需求的家庭常备药系列产品，更好、更精准地确定家庭常备药系列产品的营销定位。

1. 调查目的：了解居民家庭常备药的需求现状和选购心理特点，以推出更加符合人们需求的家庭常备药系列产品。

2. 调查对象：面向社会各行业人群随机匿名调查，共收集样本 150 份。

3. 调查方式：问卷调查法。问卷内容根据家庭常备药中较为常见的情况自行设计，反复修改后确定调查内容。问卷主要采用选择题的形式，通过"问卷星"线上填写。

一、基本现状：调查数据统计分析

本次调查有效答卷共 150 份，具有很高的随机性，保证了调查具有一定的普遍意义。我们主要针对人们对家庭常用药的需求情况和选购方式等进行了调查与统计。

（一）所调查的家庭类型中，有老人和孩子的比例居多，占 65.33%；其次是有小孩的家庭占 32.67%；丁克家庭占 2%。

（二）绝大多数的家庭都有储备家庭常用药的习惯，占比为 82.67%，12.67% 的家庭偶尔会储备常用药，仅有 4.67% 家庭没有储备家庭常用药的习惯。

（三）家庭常备药年消费的层次比较均衡。年消费 200 元以下的家庭占 13.33%；年消费 200~500 元和 500~1 000 元的家庭稍多，分别占 30% 和 29.33%；年消费 1 000~2 000 元的家庭占 12%；年消费 2 000 元以上的家庭占 15.33%。

（四）储备家庭常用药的原因中用于防治小病的比例高达 53.33%，用于家庭急救方面的比例是 26.67%，有慢性病需要备药的家庭占 18%，嫌看病麻烦费时间的比例最低仅占 2%。

（五）家庭常备药的构成中，人们选择的比例由高到低的种类分别是感冒药、消炎药、消毒类用品、外伤用药、肠胃药、心血管药和其他。

（六）购买家庭常备药，因身体不适而购买的占 48.67%，有 42% 的家庭会专门抽时间购买备用，仅有 9.33% 的家庭会在打折促销时购买。

（七）人们在购买家庭常备药时，90.67% 的家庭最注重药品的疗效，50.67% 的家庭会注重药品的品牌，仅有 28.67% 的人们注重药品的价格，10.67% 的人们注重药品的包装。

（八）人们购药的依据主要是医生或药师处方，占比为 62%；其次是自我选择、药店人员介绍，很少有人是通过朋友介绍和看厂家来作为购买药品的依据的。

（九）人们在购药时，最希望商家能提供药品疗效介绍和使用介绍的服务。

（十）大多数家庭的常备药都统一放在药箱，占比为 72.67%。

（十一）绝大多数家庭的常备药都是通过正规的药店购买的，占比为 80.67%；14.67% 的家庭会通过医药药房购买；虽然有 55.33% 的人在网上购买过药品，但仅有 2% 的家庭主要通过网购选择常备药，其主要原因是不信任药品质量（占比 58.67%），如果网上买药能保障药品质量并提供更好的服务，63.33% 的人们愿意选择网购。

## 二、结论分析

（一）家庭常备药的市场需求量很大，消费层次也比较均衡。绝大多数家庭有储备常用药的习惯，并且每个区间都有一定的消费需求。这主要源于家庭结构的不同，大部分家庭结构都有老人和孩子，所以消费层次比较均衡。

（二）人们购买家庭常备药的主要原因是防治生活中的一些小毛病（如感冒、肠胃不适、消炎等）和防备家庭急救等方面的情况。

（三）家庭常备药的类型主要有感冒药、消炎药、消毒类用品、外伤用药、肠胃药和心血管药等。

（四）药品不同于其他商品，人们在选购时最注重它的疗效，最信任的推荐者是医生或药师。这决定了人们在购买药品时最希望商家能够提供疗效介绍和使用介绍的服务。

（五）质量和服务保障是影响家庭常备药选购的主要因素。目前，大多数家庭选购家庭常备药的方式主要是通过正规的药店购买，如果线上销售能有一套好的市场监管体系保障药品质量和服务，将会实现新的突破。

## 三、对策建议

（一）合理搭配家庭常备药的构成比例。要在激烈的市场竞争中占有一席之地，必须以人们的消费需求为切入点，一切从实际出发，根据不同家庭类型的需求，确定家庭常备药的合理搭配比例。不应求全，不应求多，应主要储备一些日常用药和急救药物。

（二）注重药品的疗效，建立高质量的药品销售服务保障体系。药品质量和服务保障体系是人们选购家庭常备药的首要条件，同时也是突破网络销售的基本条件。

（三）强化健康教育宣传，不断加强家庭常备药的安全使用指导，建立规范化的药品咨询服务体系。销售过程中要告知人们家庭常备药的储存方法和使用注意事项，采用多种形式指导和提高人们合理用药的能力。

××医药连锁有限公司

××××年××月××日

附件：家庭常备药调查问卷

第 1 题　您家里有储备常用药的习惯吗？［单选题］

| 选项 | 小计 | 比例 |
| --- | --- | --- |
| 有 | 124 | 82.67% |
| 没有 | 7 | 4.67% |
| 偶尔有 | 19 | 12.67% |
| 本题有效填写人次 | 150 | |

第 2 题　您的家庭属于哪一类型？［单选题］

| 选项 | 小计 | 比例 | |
|------|------|------|------|
| 丁克 | 3 | | 2% |
| 有小孩 | 49 | | 32.67% |
| 有老人和小孩 | 98 | | 65.33% |
| 本题有效填写人次 | 150 | | |

第 3 题　一年内您家里会花多少钱来买药？［单选题］

| 选项 | 小计 | 比例 | |
|------|------|------|------|
| 200 元以下 | 20 | | 13.33% |
| 200～500 元 | 45 | | 30% |
| 500～1 000 元 | 44 | | 29.33% |
| 1 000～2 000 元 | 18 | | 12% |
| 2 000 元以上 | 23 | | 15.33% |
| 本题有效填写人次 | 150 | | |

第 4 题　您储备家庭常用药的主要原因是什么？［单选题］

| 选项 | 小计 | 比例 | |
|------|------|------|------|
| 防治小病 | 80 | | 53.33% |
| 看病麻烦费时间 | 3 | | 2% |
| 用于家庭急救 | 40 | | 26.67% |
| 有慢性病，需要经常服用 | 27 | | 18% |
| 本题有效填写人次 | 150 | | |

第 5 题　您家中会储备什么类型的药？［多选题］

| 选项 | 小计 | 比例 | |
|------|------|------|------|
| 感冒药 | 140 | | 93.33% |
| 消炎药 | 116 | | 77.33% |
| 肠胃药 | 66 | | 44% |
| 心血管药 | 34 | | 22.67% |
| 外伤用药 | 81 | | 54% |
| 消毒类用品 | 95 | | 63.33% |
| 其他 | 25 | | 16.67% |
| 本题有效填写人次 | 150 | | |

第6题　对于中药和西药，您更偏向于哪种？［单选题］

| 选项 | 小计 | 比例 |
| --- | --- | --- |
| 中药 | 33 | 22% |
| 西药 | 30 | 20% |
| 看病情而定 | 87 | 58% |
| 本题有效填写人次 | 150 | |

第7题　您家里的常备药一般是在什么情况下购买的？［单选题］

| 选项 | 小计 | 比例 |
| --- | --- | --- |
| 身体不适时 | 73 | 48.67% |
| 打折促销时 | 14 | 9.33% |
| 专门抽时间购买以备用 | 63 | 42% |
| 本题有效填写人次 | 150 | |

第8题　您在购买家庭常备药时最注重什么？［多选题］

| 选项 | 小计 | 比例 |
| --- | --- | --- |
| 药品的包装 | 16 | 10.67% |
| 药品的品牌 | 76 | 50.67% |
| 药品的价格 | 43 | 28.67% |
| 药品的疗效 | 136 | 90.67% |
| 本题有效填写人次 | 150 | |

第9题　您购药的依据主要是什么？［单选题］

| 选项 | 小计 | 比例 |
| --- | --- | --- |
| 医生或药师处方 | 93 | 62% |
| 朋友介绍 | 5 | 3.33% |
| 自我选择 | 31 | 20.67% |
| 看厂家 | 1 | 0.67% |
| 药店人员介绍 | 20 | 13.33% |
| 本题有效填写人次 | 150 | |

第10题　您在买药时，希望商家给您提供什么样的服务？［单选题］

| 选项 | 小计 | 比例 |
| --- | --- | --- |
| 使用介绍 | 38 | 25.33% |
| 自由选购 | 26 | 17.33% |
| 疗效介绍 | 80 | 53.33% |
| 选药方便 | 6 | 4% |
| 本题有效填写人次 | 150 | |

第11题　您家里的药物通常怎样存放？［单选题］

| 选项 | 小计 | 比例 |
|---|---|---|
| 随便用袋子装着 | 22 | 14.67% |
| 放在桌面及随处可见的地方 | 10 | 6.67% |
| 统一放在药箱 | 109 | 72.67% |
| 其他 | 9 | 6% |
| 本题有效填写人次 | 150 | |

第12题　您经常在什么地方买药？［单选题］

| 选项 | 小计 | 比例 |
|---|---|---|
| 医院药房 | 22 | 14.67% |
| 正规的药店 | 121 | 80.67% |
| 诊所 | 4 | 2.67% |
| 网购 | 3 | 2% |
| 本题有效填写人次 | 150 | |

第13题　随着网络的普及，您在网上买过药吗？［单选题］

| 选项 | 小计 | 比例 |
|---|---|---|
| 买过 | 83 | 55.33% |
| 没有买过 | 67 | 44.67% |
| 本题有效填写人次 | 150 | |

第14题　若通过网络购买家庭常备药，主要顾虑有哪些？［多选题］

| 选项 | 小计 | 比例 |
|---|---|---|
| 不会上网 | 7 | 4.67% |
| 不知道在哪个网站购买 | 16 | 10.67% |
| 不安全 | 63 | 42% |
| 不信任质量 | 88 | 58.67% |
| 配送时间太长 | 30 | 20% |
| 其他 | 41 | 27.33% |
| 本题有效填写人次 | 150 | |

第15题　如果网上买药能有更好的服务保障，您愿意在网上购买吗？［单选题］

| 选项 | 小计 | 比例 |
|---|---|---|
| 愿意 | 95 | 63.33% |
| 不愿意 | 8 | 5.33% |
| 视情况而定 | 47 | 31.33% |
| 本题有效填写人次 | 150 | |

**任务评价考核表**

| 学习过程 | 评价要素 | 考核成绩 | | |
| --- | --- | --- | --- | --- |
| | | A 能够完成<br>（8~10 分） | B 基本完成<br>（5~7 分） | C 尚未完成<br>（0~4 分） |
| 课前自学 | 完成课前预习，了解调查报告的写作要求 | | | |
| 获取信息 | 准确快速梳理并确定任务信息 | | | |
| 理论学习 | 学习思路清晰，主动回答问题 | | | |
| 任务实施 | 在教师的指导下，梳理调查报告的写作要素，撰写调查报告 | | | |
| 信息处理 | 采取头脑风暴等方式，归纳分析相关写作信息，优化活动成果 | | | |
| 展示分享 | 展示分享亮点，总结分析不足 | | | |

 **拓展阅读**

扫描下方二维码，获取更多与本任务相关的知识。

调查报告拓展阅读

 **思考与练习**

### 一、填空题

1. 调查报告的特点主要有＿＿＿＿＿、＿＿＿＿＿＿、＿＿＿＿＿＿、＿＿＿＿＿＿。
2. 调查报告的正文一般包括＿＿＿＿＿、＿＿＿＿＿、＿＿＿＿＿ 3 部分。

### 二、场景写作

××药店拟针对钙片类药品销售情况展开调查，为药店钙片的进货、销售提供参考依据。请你运用所学知识，制作调查问卷并拟写调查报告提纲。

 **思政点拨**

**"掌握调查研究这个基本功"，总书记这样言传身教**

我们党的传家宝——

"调查研究是谋事之基、成事之道，没有调查就没有发言权，没有调查就没有决策权"

崎岖山间路，见证赤子心。

1989 年 7 月，炎炎夏日，时任福建宁德地委书记的习近平同志冒着酷暑，在荆棘丛生的山路上步行 2 个多小时到下党村，访贫问苦、现场办公。

2012 年 12 月，凛冽寒冬，党的十八大闭幕不久，习近平总书记冒着零下十几摄氏度的严寒，驱车 300 多公里，来到地处太行山深处的河北阜平县，进村入户看真贫。

一热一冷，映照出共产党人的求真务实、丹心如一；岁月流转，洗练着"中国共产党是什么、要干什么"这个根本问题。

习近平总书记指出："调查研究是谋事之基、成事之道，没有调查就没有发言权，没有调查就没有决策权。""要了解实际，就要掌握调查研究这个基本功。"精准扶贫战略，就是总书记在深入调查研究的基础上提出来的。

为了打赢脱贫攻坚战，习近平总书记先后 7 次主持召开中央扶贫工作座谈会，50 多次调研扶贫工作，走遍 14 个集中连片特困地区。

后来在一次会议上，总书记回忆道："年年去、常常去，直接到贫困户看真贫、扶真贫，直接听取贫困地区干部群众意见，不断完善扶贫思路和扶贫举措，不断推进工作，带着感情去抓，带着践行宗旨的承诺去抓，最终在全党全国共同努力下打赢了脱贫攻坚战"。

重视调查研究，是我们党做好领导工作的重要传家宝。

2020 年 9 月 17 日，习近平总书记在基层代表座谈会上指出："早在延安时期，毛泽东同志就强调'共产党员应是实事求是的模范'，'只有实事求是，才能完成确定的任务'，认为调查研究的方法'第一是眼睛向下，不要只是昂首望天'，'第二是开调查会'。"

2021 年 9 月 1 日，在 2021 年秋季学期中央党校（国家行政学院）中青年干部培训班开班式上，习近平总书记强调"要用好交换、比较、反复的方法，重视听取各方面意见包括少数人的意见、反对的意见"。

…………

解答中国的问题，必须深入调查研究，从中国基本国情出发，"既不能刻舟求剑、封闭僵化，也不能照抄照搬、食洋不化"。

从石库门到天安门，从兴业路到复兴路，新民主主义革命道路、社会主义革命道路、社会主义建设道路、中国特色社会主义道路的开辟和不断拓展，无不是以调查研究为前提、为依据的。

"操千曲而后晓声，观千剑而后识器。"调查研究是获得真知灼见的源头活水，调查研究的过程就是领导干部提高认识能力、判断能力和工作能力的过程。

用好调查研究这一传家宝，习近平同志身体力行——

扛着自行车蹚过滹沱河，在河两岸走村串户访民情，河北正定摘下"高产穷县"帽子，走上发展"半城郊型"经济之路；

走遍闽东 9 县察实情，有的地方靠一把砍柴刀一路披荆斩棘，在艰难跋涉中感知百姓疾苦，提出"弱鸟先飞"理念；

任职福州后，有 2/3 以上的时间都在基层调查研究、思考酝酿，这才有了"3820"战略工程；

一到浙江工作，就紧锣密鼓下基层调研，"八八战略"应运而生，至今引领着浙江"弄潮儿向涛头立"；

在上海，深入走访街道、乡村、企业、学校、"两新"组织等，推进各项工作开创新局面。

党的十八大以来，以习近平同志为核心的党中央将深入调查研究作为开展工作、出台政策、制定战略的"先手棋"。

从加强党的全面领导、推进党的建设制度改革，到打好防范化解重大风险、精准脱贫、污染防治三大攻坚战；从推动京津冀协同发展、长三角一体化发展、粤港澳大湾区建设，到谋划长江经济带发展、黄河流域生态保护和高质量发展……习近平总书记对关系新时代党和国家事业发展的一系列重大理论和实践问题进行了深入调研和深邃思考，提出一系列原创性的治国理政新理念新思想新战略。

知者行之始，行者知之成。在一篇序言中，习近平同志曾写道："几年下来，我几乎跑遍了浙江的山山水水，也跑深了与浙江广大干部群众的真切感情，并在实践中逐渐跑透了浙江的省情市情县情。"

坚实的足迹里，浸润着真理的伟力、奋进的力量。

节选自《人民日报》（2023 年 04 月 23 日 01 版
《"掌握调查研究这个基本功"，总书记这样言传身教》）

## 学习任务五　实验报告

###  学习目标

1. 掌握实验报告的写作基本格式及写作要求。
2. 通过案例分析，巩固学习成果；根据特定情境，撰写符合要求的实验报告。
3. 培养认真严谨的工作作风。

###  创设情境

医药经贸系 21 级药剂××班的同学即将上硫酸铜晶体制取的实训课，并且在实训课结束后需提交一份实验报告，要求详细阐明此次实验的目的、实验用品、实验内容、实验方法和实验结果等。

如果你也参加了本次实训课，将如何完成这份实验报告呢？

**明确任务**

根据创设情境，撰写一份实验报告。

任务 1. 记录实验过程。

任务 2. 根据实验过程，撰写实验报告。

 **知识橱窗**

## 一、知识要点

实验报告是指在科学研究过程中，将实验的目的、方法以及实验过程中观察到的现象、得出的数据、做出的判断、实验最终结果按照一定格式记录下来的书面材料。实验报告的特点，见表 3 – 5 – 1。

表 3 – 5 – 1 实验报告的特点

| 特点 | 说明 |
| --- | --- |
| 科学性 | 实验报告必须在科学实验的基础上进行。撰写实验报告是一件非常严肃、认真的工作，不允许草率、马虎，哪怕是一个小数点、一个细微的变化，都不能忽视 |
| 直观性 | 在实验报告中，除了文字描述外，还经常采用图解的形式，包括用简单的曲线、表格、示意图等表示实验装置、各种变量的关系以及实验结果等，所以实验报告具有较强的直观性，让人一目了然 |
| 再现性 | 实验报告所记录的实验过程、描述的实验现象、表述的实验结果，都应具有再现性，能为再次实验所重复和验证 |

## 二、写作指南

实验报告的内容一般包括以下几个方面：实验报告基本情况、实验目的、实验环境或用品、实验原理、实验内容及方法、实验结果等。有时我们还需根据实验的具体要求，增加结语、参考资料、评价等说明。

1. 实验报告基本情况

实验报告基本情况包括实验名称、作者及其单位、实验时间及地点。实验名称即实验标题，放在实验报告的最顶端，使人一目了然。实验报告的名称应尽量简练、明确，字数不宜过长，能反映实验研究的内容。凡是直接参加实验的全部工作或主要工作，并做出主要贡献、能对报告负责的人，应在实验报告上署名。实验报告应注明实验时间和地点。

2. 实验目的

明确实验所要达到目标和任务，包括通过实验验证哪些机制、原理、公式、现象和结果，实验过程中要掌握哪些操作方法和技能等。

3. 实验环境或用品

有特殊实验环境要求的应记录实验是在何种环境下进行的，还应记录开展实验所需的仪器或设备名称、型号、主要性能参数，及相关实验材料等。

4. 实验原理

实验原理是实验设计的依据和思路，只有明确实验原理，才能把握实验的关键和操作要点。

5. 实验内容及方法

应根据实验目的和原理来确定，写出实验操作的总体思路、操作规范和操作主要注意事项，准确无误地记录原始数据。说明实验方法时，一般按空间顺序进行表述，配以实验流程图加以辅助；说明操作程序时，一般按时间顺序进行表述，写清楚主要操作步骤。

6. 实验结果

实验结果是实验报告的主体，要把实验数据整理加工成文字、插图、表格等形式，按照一定的顺序排列，或按问题的性质分类，并对得出的结果进行定量、定性分析，说明其可靠性，杜绝只罗列不分析的现象。或对实验研究中取得的成果或失败的教训、存在的问题进行概括，提出改进办法与建议。

7. 其他内容

（1）结语。此部分也称致谢，向对本次实验提供帮助及指导的人致谢。

（2）参考文献。在报告中凡是引用他人的结论、实验数据、计算公式的，均应注明所引用的文献。

## 三、注意事项

1. 实验报告是一种告知性、说明性的文体。实验的目的、原理、方法、步骤、装置、结果、讨论和结论等，应采用说明文的表达方式。

2. 用简练的文字真实地做好实验记录，客观地表述实验的过程和结果。

3. 实验报告是在科学实验的基础上得出的，实验人员必须一丝不苟，要尊重科学，尊重事实，任何臆想和猜测不能写入实验报告。

 **范文引领**

### 例文一

医疗器械专业手工焊接实验

班级：_____　姓名：_____

组别：_____　实验时间：_____　实验地点：_____

### 一、实验目的

1. 熟悉元器件引线的成型方法。

2. 掌握手工焊接的焊接方法及基本步骤，学会焊接质量检查。

3. 掌握拆焊仪器的使用及元器件拆焊技术。

## 二、实验用品

尖嘴钳、镊子、智能无铅焊台、直插电阻、半导体三极管、贴片式元器件、集成元器件、拆消静电吸锡枪、热风拆焊台、拆焊用通针、印制电路练习板、松香、助焊剂、焊锡丝、多参数监护仪实验系统。

## 三、实验原理

焊锡是利用低熔点的金属焊料加热熔化后，渗入并充填金属件连接处间隙的焊接方法。

## 四、实验内容及方法

1. 元器件引线的成型

采用尖嘴钳或者镊子靠近元器件的引线根部，按弯折方向折弯引线即可。

（1）直插电阻的引线成型要求如图 3-5-1 所示。弯曲点到元器件端面的距离 $A$ 不应小于 2 mm，弯曲半径 $R$ 应大于等于 2 倍的引线直径。$h$ 在垂直安装时大于等于 2 mm，在水平安装时为 0~2 mm。

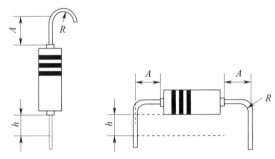

图 3-5-1　直插电阻引线成型示意图

（2）半导体三极管的引线成型要求如图 3-5-2 所示。

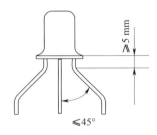

图 3-5-2　半导体三极管引线成型示意图

（3）扁平封装集成电路的引线成型要求如图 3-5-3 所示。$W$ 为带状引线厚度，$R \geqslant 2W$，带状引线弯曲点到引线根部的距离应大于等于 1 mm。

2. 手工焊接

手工焊接步骤如下。

（1）电烙铁的检查。

1）检查电源插头、电源线和电烙铁的外观。

2）用万用表检查电烙铁外壳金属部分是否有效接至保护地线。

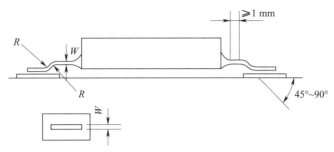

图 3 - 5 - 3　扁平封装集成电路引线成型示意图

（2）电烙铁、焊料和助焊剂的认识。

1）将电烙铁的温度设在 300 ~ 360 ℃。

2）烙铁头上蘸上松香，观察状态。

3）用电烙铁熔化一小块焊锡，观察液态焊锡形态。

4）在液态焊锡上熔化少量松香，观察变化。

（3）用印制电路练习板练习手工焊接，注意烙铁头的清洁、烙铁头的形状、加热时间和焊锡量的控制。

1）准备焊接：将烙铁头靠近焊锡丝。

2）加热焊件：烙铁头放在焊件与印制板的连接处，加热整个焊件，时间 1 ~ 2 秒。为防止加热过程中焊件氧化，焊件表面必须涂上助焊剂。

3）熔化焊锡：将焊锡丝放在焊件上，熔化适量焊锡。

4）移开焊锡：熔化适量的焊锡后迅速向左上 45°方向移开焊锡丝。

5）移开烙铁：向右上 45°方向迅速移开电烙铁，整个焊接过程耗时 2 ~ 4 秒。

焊接过程示意见图 3 - 5 - 4。

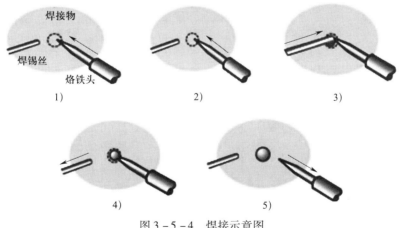

图 3 - 5 - 4　焊接示意图

（4）在熟练掌握手工焊接技能的基础上，焊接多参数监护仪实验系统的心电板、血压板和血氧板。

（5）焊接质量检查。根据焊点的外观和元器件的安装效果给出评价分析。

3. 拆焊

采用拆消静电吸锡枪、热风拆焊台等拆焊工具对元器件进行拆焊，注意以下两点。

（1）烙铁头加热被拆焊点，焊料熔化后，要及时按垂直于印制电路板的方向拔出元器件的引线。

（2）在插装新的元器件之前，必须用通针将焊盘插线孔内的焊料清除干净。

**五、实验结果**

焊接结果判断（实验记录填写略）。

| 焊点编号 | 外观特点 | 焊点缺陷 | 原因分析 |
| --- | --- | --- | --- |
| 1 | | | |
| 2 | | | |
| 3 | | | |
| 4 | | | |

**点评**：这个实验报告将实验者的信息、实验时间及地点、实验目的、实验用品、实验原理、实验内容及方法、实验结果都交代得清楚明了，且辅以图示，使整个实验过程更加清晰直观，具有很强的实操性。

## 例文二

中药炮制实验报告

班级：＿＿＿＿＿＿＿＿＿ 姓名：＿＿＿＿＿＿＿＿＿＿＿＿

组别：＿＿＿＿＿＿＿＿＿ 实验时间：＿＿＿＿＿＿＿＿ 实验地点：＿＿＿＿＿＿＿＿

**一、实验目的**

1. 了解清炒的目的和意义。

2. 掌握炒黄、炒焦、炒炭的基本方法和质量标准。

3. 掌握三种不同炒法的火候，以及药性变化。

**二、实验用品**

炉子、铁锅、铁铲、瓷盆、筛子、温度计、天平、竹匾、酸枣仁、山楂、蒲黄。

**三、实验原理**

根据炒制火候不同，清炒分为炒黄、炒焦和炒炭。炒黄多用"文火"，炒焦多用"中火"，炒炭多用"武火"。炒制的目的是改变药性，提高疗效，降低毒性和减少副作用。

**四、实验内容及方法**

1. 炒黄

酸枣仁：取净酸枣仁，称重，置热锅内，用文火炒至鼓起微有爆裂声，颜色微变深，并嗅到药香气时，出锅放凉，称重。

2. 炒焦

山楂：取净山楂，称重，分档置热锅内，先用中火后用武火加热，不断翻炒至表面焦褐色、内部焦黄色，有焦香气溢出时，取出放凉。筛去碎屑，称重。

3. 炒炭

蒲黄：取净蒲黄，称重，置热锅内，用中火加热，不断翻炒至焦褐色，喷淋少量清水，灭尽火星，略炒干，取出，摊晾，干燥，称重。

### 五、实验结果

| 实验内容 | 炒黄 | 炒焦 | 炒炭 |
|---|---|---|---|
| 实验结果（成品性状） | 本品呈紫红色，鼓起，有裂纹，无焦斑，手捻种皮易脱落，具香气 | 本品表面呈焦褐色，具焦斑，内部焦黄色，具焦香气，酸味减弱 | 本品深褐色，质地轻松，味涩，存性 |

 **任务实施**

## 一、拟写提纲

标题　　　　　　　　　　**硫酸铜晶体制取实验报告**

基本情况　　　（班级、姓名、组别、实验时间、实验地点）

　　　　　　　一、实验目的

　　　　　　　…………

　　　　　　　二、实验用品

　　　　　　　…………

正文　　　　　三、实验原理

　　　　　　　…………

　　　　　　　四、实验内容及方法

　　　　　　　…………

　　　　　　　五、实验结果

　　　　　　　…………

## 二、起草正文

（空白方框）

### 三、检查修改

易错点解析：

1. 无基本信息填写，直接进行实验表述。

2. 实验内容表述不清，实验步骤设计错乱，实验过程记录简单。

3. 报告语言口语化严重，专业性差。

 展示评价

**硫酸铜晶体制取实验报告**

班级：_____    姓名：_____

组别：_____    实验时间：_____    实验地点：_____

#### 一、实验目的

1. 学会称量、溶解、过滤、蒸发、结晶和干燥的基本操作。

2. 进行硫酸铜晶体的制取和重结晶法提纯的操作。

#### 二、实验用品

托盘天平、烧杯、量筒、漏斗、玻璃棒、铁架台、石棉网、表面皿、酒精灯、滤纸、火柴、氧化铜、3 mol/L 硫酸、蒸馏水。

### 三、实验原理

用硫酸与氧化铜发生反应可以制取硫酸铜晶体（$CuO + H_2SO_4 = CuSO_4 + H_2O$）。

### 四、实验内容及方法

1. 制取硫酸铜晶体

（1）制成饱和硫酸铜溶液。用量筒量取 10 mL 3 mol/L 硫酸，移进蒸发皿里，把它加热到将要沸腾时用药匙慢慢地撒入氧化铜粉末，直到氧化铜不再反应为止，同时用玻璃棒不断地搅拌溶液。

（2）过滤。等氧化铜溶解完全，停止加热，待蒸发皿冷却倒进用量筒量取的 10 mL 蒸馏水，用玻璃棒搅拌溶液使混合均匀，然后把溶液倾入事先组装好的过滤器的漏斗中，用小烧杯接收滤液。

（3）蒸发和结晶。把滤液倒入洁净的蒸发皿里，加热，用玻璃棒搅拌溶液，等硫酸铜晶体刚一析出，就停止加热，待冷却，析出硫酸铜晶体。

（4）干燥。小心倾倒出蒸发皿内的母液（回收），用药匙把晶体取出放在表面皿上，用滤纸吸干晶体表面的水分（待用）。

2. 重结晶法提纯硫酸铜晶体

为了得到纯度更高的晶体，可把结晶出来的晶体重新溶解在蒸馏水里，加热，制成饱和溶液，冷却，使它再一次结晶，杂质留在母液里，这就是重结晶或再结晶。

（1）称量和溶解。用托盘天平称取上面制得的硫酸铜晶体 5 g，放在洁净的小烧杯里，然后用量筒量取 10 mL 蒸馏水倒入小烧杯并加热，使硫酸铜完全溶解。

（2）过滤。趁热把溶液倾入事先组装好的过滤器的漏斗中，用小烧杯接收滤液。

（3）蒸发。把烧杯放在石棉网上加热，蒸去 1/3 体积的溶液。

（4）结晶。把烧杯浸到冷水里，溶液中即有硫酸铜晶体析出。

（5）干燥。小心倾倒出烧杯内的母液（回收），用药匙把晶体取出放在表面皿上，用滤纸吸收晶体表面的水分，再把晶体放在两层滤纸上，用玻璃棒铺开，上面再盖一张滤纸，用手指轻轻压挤以吸去晶体表面的水分。更换新的滤纸，重复操作一次或两次，直到晶体干燥为止。称量、计算纯度。

### 五、实验结果

根据下式得出硫酸铜晶体纯度（实验记录与计算结果略）。

$$纯度 = \frac{纯硫酸铜质量}{粗硫酸铜质量} \times 100\%$$

**任务评价考核表**

| 学习过程 | 评价要素 | 考核成绩 | | |
| --- | --- | --- | --- | --- |
| | | A 能够完成（8~10分） | B 基本完成（5~7分） | C 尚未完成（0~4分） |
| 课前自学 | 完成课前预习，了解实验报告的写作要求 | | | |
| 获取信息 | 准确快速梳理并确定任务信息 | | | |

续表

| 学习过程 | 评价要素 | 考核成绩 | | |
|---|---|---|---|---|
| | | A 能够完成<br>（8~10 分） | B 基本完成<br>（5~7 分） | C 尚未完成<br>（0~4 分） |
| 理论学习 | 学习思路清晰，主动回答问题 | | | |
| 任务实施 | 在教师的指导下，梳理实验报告写作的相关要素，撰写实验报告 | | | |
| 信息处理 | 采取分组合作等方式，归纳分析相关写作信息，优化活动成果 | | | |
| 展示分享 | 展示分享亮点，总结分析不足 | | | |

 **拓展阅读**

扫描下方二维码，获取更多与本任务相关的知识。

实验报告拓展阅读

 **思考与练习**

### 一、简答题

1. 实验报告一般包括哪些内容？
2. 撰写实验报告注意事项有哪些？

### 二、场景写作

同学们在中药炮制实训课上完成了王不留行的炒制。请你思考在本次炒制过程中，用到了哪些工具，炒制的流程是怎样的，最终的成品具有什么特点，按要求撰写一份实验报告。

# 学习任务六　医药广告文案

 **学习目标**

1. 学习医药广告文案的写作知识，掌握医药广告文案的写作要点。

2. 能够根据不同的任务情境撰写医药广告文案。

3. 培养实事求是的工作作风。

## 创设情境

××市医药公司研制出来一款明星产品——阿胶黑芝麻丸。全谷物整粒研磨，口感细腻；低温烘焙，味道醇正，回味有余香；不添加香精、色素、防腐剂，富含多种矿物质。作为药品营销员的小景，需要为这款产品拟写一则广告文案。

假如你是小景，该如何拟写这则广告文案呢?

## 明确任务

根据创设情境，帮助小景拟写一则医药广告文案，完成本篇应用文的写作。

任务 1. 收集市面上相关药品的广告文案，学习医药广告文案的写作格式和写作要点。

任务 2. 思考拟写医药广告文案的写作目的。

任务 3. 明确拟写医药广告文案的创作原则。

任务 4. 谈谈拟写医药广告文案写作中的创新点。

## 知识橱窗

### 一、知识要点

广告，顾名思义，就是广而告之，即向社会广大公众告知某种事物。广告文案是广告策略和广告创意的文字表达。医药广告是指利用各种媒介或者形式发布的药品广告，包括药品生产、经营企业的产品宣传材料。医药广告文案就是公开而广泛地向社会和公众介绍医药知识、报道医药生产信息、宣传医药生产和拓展医药产品的销售，以获取利润的一种实用文体。医药广告文案的特点见表 3-6-1。

表 3-6-1　　　　　　　　　　　　　　医药广告文案的特点

| 特点 | 说明 |
|---|---|
| 针对性 | 具有特定的对象，产品信息传播给全体公众或某个特定的人群 |
| 传播性 | 要将商品、服务信息传递给目标消费群体。没有传播性，广告就会失去意义 |
| 说服性 | 最终以说服消费者的形式使其购买商品或服务 |
| 简明性 | 语言需要简洁明快，在有限的时间内达到最佳的传播效果 |

### 二、写作指南

1. 基本要素

（1）标题。标题是医药广告文案的主题，往往也是广告内容的诉求重点。标题是广的第一印象，将广告中最重要的信息赋予创意表现，以吸引读者的注意。标题撰写时要注意行文语言简明扼要，易懂易记，尽量做到新颖个性，可以是一句，也可以是多句。

广告标题的主要类型有：

1）直接式：在标题中直接表明广告内容，使广告产品的名称、品牌、企业等基本信息一目了然，如例文一采用直接式广告标题"999 牌感冒灵颗粒"，再如"康必得治感冒，中西药结合疗效好"。

2）间接式：标题中没有直接的产品基本信息，也不直接点明其主要内容，而是采用暗示、含蓄等表现形式，以引起读者的注意，如例文二采用间接式广告标题"伤痛的第一时间在你身边"，再如"大'石'化小，小'石'化了"（治结石病广告）。

3）复合式：兼具直接式和间接式的特点，既能清楚阐述广告产品，又富有情趣。除一个主标题外，还有一个或两个副标题，依次成为引题、正题、副题。引题位于最前面，为正题埋下伏笔，通常含有重要信息。位于其后的是正题，也是广告的核心内容，承担广告的最重要的信息。副题位于最后，对正题进行补充和扩展。一则复合标题可以有 3 种结构，即"引题 + 正题""正题 + 副题""引题 + 正题 + 副题"，如例文三采用复合式广告标题"传承一百多年，靠的就是疗效——益安宁丸"，再如"'咳'不容缓，请用桂龙——止咳就选它""肩痛的时候，就想起了你——505 神功护肩""生发防脱发，总有好办法——章光 101"。

（2）正文。广告正文处于整个广告的主体地位，是对产品及服务，以客观的事实、具体的事例来说明，它对广告主题进行解释说明，对标题内容进行详细介绍。在保证实事求是的前提下，无论采用何种题材、何种式样，都要准确抓住主要的产品信息来加以叙述，言简意明。

广告正文的结构，一般包括引言、主体、结尾 3 部分，但也有结构短小的广告，不具备完整的 3 部分。

1）引言：是广告正文的开头部分，在广告标题与广告正文中间起到桥梁作用，承上启下，因此，引言的用语要精准、生动，吸引读者往下阅读。

2）主体：是广告的中心部分，是对引言的展开和延伸。主体根据引言陈述的目标，介绍产品的主要信息，突出产品优势和性能，增强受众购买欲望。

3）结尾：是正文的最后一部分，与引言首尾呼应。引言让受众对产品有初步的认识，正文让受众充分了解产品，而结尾要有鼓动性，刺激受众购买产品，语句通常短小精炼。

（3）口号

广告口号是以简短且精炼准确的文字标记广告产品，通过反复地传播广告产品的价值和特点，加深受众对广告产品的认知，建立感情，如"电信新资费，比你想象的还要低""洗洗更健康"等。广告口号的撰写要注意简洁明了、语言明确、独创有趣、便于记忆、朗朗上口。

2. 写作要求

（1）准确规范，点明主题。准确规范是广告文案最基本的要求。广告文案的语言表达必须规范完整，避免语法错误或表达残缺，使受众产生歧义或误解。语言要符合平时语言表达的习惯，尽量通俗化、大众化，切忌生搬硬套，避免使用冷僻以及专业性过高的词语。

（2）简明精炼，言简意赅。广告文案在文字语言的运用上，要简明扼要、精炼概括，避免因繁长语句给受众带来反感，实现最大程度上的有效传播。

（3）动听流畅，上口易记。广告作为视听语言的一种，对于其中诉之于听觉的广告语言要求程度较高，在注意优美、流畅和动听的同时，还要使其易识别、易记忆和易传播。

3. 创作原则

（1）真实性。真实是广告的生命。保证广告的真实性、维护广告的信誉，是广告责任人应负的社会责任和法律责任。《中华人民共和国广告法》第四条明确规定，广告不得含有虚假或者引人误解的内容，不得欺骗、误导消费者。广告主应当对广告内容的真实性负责。

（2）恒久性。广告是一项长期复杂的系统工程，不能搞突击式、集中式的宣传，不能刻意追求时效性，应有计划、分阶段地实施宣传。

（3）关联性。广告设计必须与产品关联、与目标关联、与广告想引起的特别行为关联。广告如果没有关联性，就失去了目的。产品、消费者、竞争对手的情况等，这些基本事实是"关联"的根据。

（4）创新性。广告设计中，个性化的内容和独创的表现形式和谐统一，方能彰显出广告作品设计的独特性。需注意的是，追求创新需以关联性为基础。

### 三、注意事项

医药广告文案策划水平在某种意义上决定着产品的市场前景，其中文案创作又是营销成功的关键。

1. 多看、多问

多看广告，对成功的进行借鉴，对不成功的进行总结。多留意同行、竞品的广告，可以有效提高自己的创作能力。多问，便是深入基层、走进市场，使广告文案落地、落实。

2. 研究产品的病理、药理和消费者的心理

分析清楚产品的病理和药理，以及这种药品对于消费者来说最迫切的需求是什么？文案要与消费者产生共鸣，只有具备一定的病理、药理等医学知识，才能写出逻辑清楚、道理浅显易懂的好广告。

3. 定人群、定打法、定诉求

"谁会为产品买单？"这是广告创作中所要思考的首要问题。广告产品卖给不同层次的人、不同需求的人，广告用语千差万别。

 **范文引领**

例文一

#### 999 牌感冒灵颗粒

感冒的时候，人很难受、虚弱，特别需要有个朋友在身边，999 牌感冒灵颗粒，就是这

样的朋友。

那暖暖的一杯，不仅能让人摆脱困扰，更能给人一种温暖，就像朋友在身边，暖暖的，很贴心。这样的朋友你也需要——999牌感冒灵颗粒。

广告口号：999牌感冒灵颗粒，暖暖的、很贴心。

## 例文二

### 伤痛的第一时间在你身边

国家保密配方，跌打损伤圣药。先喷红瓶冷敷镇痛，再白瓶持续治疗。云南白药气雾剂，伤口好得快。

广告口号：白药即是止血，止血首选白药。

## 例文三

### 传承一百多年，靠的就是疗效——益安宁丸

养好心，用好药，益安宁丸1886年始创于中国香港，因其养心功效独特，百年不衰。

岁月在变，益安宁丸疗效不变。益安宁丸内含鹿茸、冬虫夏草、西红花、海马等14味养心精华，作为一种治疗冠心病的药物，其制备方法获得中国发明专利。

"养好心，我推荐专利药益安宁丸"。

广告口号：养心用好药，百年益安宁。

 **任务实施**

## 一、拟写提纲

| | |
|---|---|
| 标题 | ××牌阿胶黑芝麻丸 |
| 正文 | （提炼产品的特点、卖点，语言言简意明、重点突出） |
| 口号 | ××牌阿胶黑芝麻丸，吃的每一颗，都是对健康最好的告白 |

## 二、起草正文

## 三、检查修改

关键点解析：

1. 广告文案语言要严谨流畅，行文简洁易懂。

2. 广告文案撰写要突出创新性，做到创新性与关联性相结合。

3. 不可为博受众眼球而放弃广告的真实性原则。

 **展示评价**

### ××牌阿胶黑芝麻丸

××牌阿胶黑芝麻丸，以高品质的芝麻和阿胶为主要原料，辅以天然蜂蜜低温烘焙而成，富含维生素和矿物质。××牌阿胶黑芝麻丸味道醇正，口感酥脆、营养丰富，既美味又健康。××牌阿胶黑芝麻丸携带方便，是你随时随地可以享受的健康"暖心宝"。

广告口号：××牌阿胶黑芝麻丸，吃的每一颗，都是对健康最好的告白。

**任务评价考核表**

| 学习过程 | 评价要素 | 考核成绩 | | |
|---|---|---|---|---|
| | | A 能够完成（8~10分） | B 基本完成（5~7分） | C 尚未完成（0~4分） |
| 课前自学 | 完成课前预习，了解医药广告文案的写作要求 | | | |
| 获取信息 | 准确快速梳理并确定任务信息 | | | |
| 理论学习 | 学习思路清晰，主动回答问题 | | | |

续表

| 学习过程 | 评价要素 | 考核成绩 | | |
|---|---|---|---|---|
| | | A 能够完成<br>（8~10 分） | B 基本完成<br>（5~7 分） | C 尚未完成<br>（0~4 分） |
| 任务实施 | 在教师的指导下，梳理医药广告文案的写作要素，撰写医药广告文案 | | | |
| 信息处理 | 采取头脑风暴等方式，归纳分析相关写作信息，优化活动成果 | | | |
| 展示分享 | 展示分享亮点，总结分析不足 | | | |

 **拓展阅读**

扫描下方二维码，获取更多与本任务相关的知识。

医药广告文案拓展阅读

 **思考与练习**

### 一、简答题

1. 医药广告文案的特点主要有哪些？
2. 医药广告文案的写作要求和应遵循的创作原则有哪些？

### 二、场景写作

为了更好地推销"叶黄素"类药品，×××大药房准备让员工撰写一份产品广告文案，以期让消费者更好地了解产品的功能和功效。

请你根据以上情境材料，拟写一份医药广告文案。要求：格式规范，语言简练，符合广告文案的写作要求。

## 第四章

# 职业规划类

 **本章导读**

职业规划类应用文是在职业生涯实践中因职业发展或工作需要而使用的一类应用文体。本章主要包括职业规划书、毕业论文、求职信、个人简历、述职报告等。本章重点学习掌握职业规划类应用文总结汇报专业知识技能或分析自己，规划自己，展示自己的科学性、层次性。

写作职业规划书时，需要充分了解自身的优缺点和专业特点；写作毕业论文时，要注意规范性和原创性；写作求职信时，要注意针对性和自荐性；写作个人简历时，要注意短小精美，突出重点、优势；写作述职报告时，要注意实事求是，切忌华而不实。

## 学习任务一　职业规划书

 **学习目标**

1. 学习职业规划书的定义和特点，梳理归纳职业规划书的写作要素。
2. 能够在正确认识自我、了解职业环境的基础上，撰写职业规划书。
3. 树立职业规划意识，明确职业发展方向，提高职业素质。

 **知识橱窗**

**一、知识要点**

职业规划书是指个体在充分分析自身情况以及外界影响因素的基础上，为自身规划职业生涯目标，并根据目标制订合理的工作、学习、培训计划，为实现既定的职业生涯目标而确定的行动方案。职业规划书的种类和特点见表 4 - 1 - 1 和表 4 - 1 - 2。

表 4 - 1 - 1　　　　　　　　　　　　　职业规划书的种类

| 种类 | 说明 |
| --- | --- |
| 表格式 | 常常写有简单的目标、分段实现时间、职业环境分析和发展策略等项目 |
| 条列式 | 虽然具有职业规划设计的主要内容，但多是简单的表达，没有详细的材料分析和评估 |
| 复合式 | 复合式是表格式和条列式的综合 |
| 论文式 | 论文式是最完整的职业规划书 |

表 4 - 1 - 2　　　　　　　　　　　　　职业规划书的特点

| 特点 | 说明 |
| --- | --- |
| 唯一性 | 根据个体的兴趣、能力、所处环境制定，一人一书 |
| 明确性 | 目标明确，规划具体 |
| 连续性 | 职业规划是一个不断学习、进步、提高的过程 |
| 可执行性 | 依据客观事实，充分考虑自身以及外部环境的条件，规划内容切实可行 |

## 二、写作指南

职业规划书就是规划我们未来职业发展的计划书。一份合理可行的职业规划书是在充分进行自我分析和职业环境分析的基础上，不断评估、改进而最终确定的计划书。职业规划书的内容可包括前言、自我分析、环境分析、职业定位、职业规划设计、评估调整等方面。

1. 前言

前言主要阐述个人对职业规划意义的理解，对职业规划有深刻的认识是写好职业规划书的前提。

2. 自我分析

自我分析的目的是认识自己、了解自己。只有充分、客观地认识自己，才能对自己的职业目标做出最佳的选择，才能选定适合自己的职业发展路线。

（1）自我职业测评法。自我职业测评包括职业兴趣、职业能力、个人特质、职业价值观和胜任能力等方面的认知和测评。职业规划书对测评结果应有所体现。

1）职业兴趣——喜欢干什么。兴趣是选择职业生涯的重要依据，它可以为个体所从事的职业活动提供持久的动力，是保证职业稳定性和工作满意度的重要因素。因此，了解自己的职业兴趣所在对于提高自我认识、改善职业生涯规划有着非常重要的作用。

2）职业能力——能够干什么。职业能力是指从事某一项工作或职业的能力，是从业者在职业活动中表现出来的能动地改造自然和改造社会的实践能力。应根据自己的能力类型和能力水平，选择适合的职业，从而帮助自己更快地实现职业规划目标。

3）个人特质——适合干什么。个人特质主要体现在气质和性格两个方面。

气质分为胆汁质、多血质、黏液质和抑郁质 4 种类型。它是个体进行职业生涯选择的重要依据之一。在进行职业规划时，对气质进行评价，不是为了寻找自身的缺点，而是为了找到能发挥自己潜能的工作。

性格是个体对现实的稳定态度和习惯化的行为方式。职业规划不仅要认识自己的性格属于哪种类型，还要了解不同职业对从业人员性格的相应要求，最后通过职业规划来达到个体性格和目标职业的相互匹配。

4）职业价值观——最看重什么。职业价值观是个体对社会职业需求所表现出来的评价，是人生价值观在职业问题上的反映。在职业规划中，价值观是职业定位的关键因素，只有所从事的职业与自我价值观相符合时，才能最大限度地发挥能力，满足高层的自我实现的需要，产生成就感。我们应当重视对自身价值观的澄清，追求有意义的人生。

5）胜任能力——优劣势是什么。职业规划书中的胜任能力就是你有没有能力可以把这份工作做得很好。优劣势就是你胜任这份工作的能力和不足。

自我职业测评的示例可参见拓展阅读。

（2）橱窗分析法。橱窗分析法是一种借助直角坐标不同象限来表示个体不同部分的分析方法，它以别人知道或不知道为横坐标，以自己知道或不知道为纵坐标，如图 4-1-1 所示。

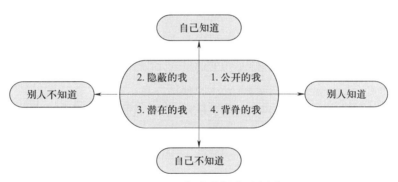

图 4-1-1　橱窗分析法示意图

橱窗 1 "公开的我"：自己知道、别人也知道的部分，其特点是个人展现在外，无所隐藏，比如身高、年龄、学历、婚姻状况等。

橱窗 2 "隐藏的我"：自己知道、别人不知道的部分，其特点是属于个人私有秘密，不外显，比如自私、嫉妒等平常自己不愿坦露的缺点，以及心中的愿望、雄心等不敢告诉别人的部分。可以采用撰写自传或日记的方式来了解自我。

橱窗 3 "潜在的我"：自己不知道、别人也不知道的部分，其特点是开发潜力巨大，但通常别人和自己都不容易发觉。我们可以通过人才测评的方法来发现自己平时注意不到的潜力，也可以在学习和生活过程中，多做尝试来发现自己的潜力。

橱窗 4 "背脊的我"：自己不知道、别人知道的部分，其特点是自己看不到，别人却看得清清楚楚。我们可以采取同自己的家人、朋友等交流的方式，了解自我，对别人提出的意见有则改之，无则加勉。

（3）360°评估法。360°评估法是自我分析时常用的一种方法。一个人对自己的认识往往不够全面和客观，尤其是自己身上的缺点，自己不容易看到，应尽量参考家人、师长、同学、朋友等的意见,力争对自己有真正全面的认识。及时有效的沟通和全面的信息交流,对个人职业生涯的发展是非常重要的。360°评估法的表格示意见表4-1-3。

表4-1-3                     **360°评估法**

| 项目 | 优点 | 缺点 |
| --- | --- | --- |
| 自我评价 | | |
| 家人评价 | | |
| 老师评价 | | |
| 同学、朋友评价 | | |
| 其他社会关系评价 | | |

(4)自我分析小结。综合自我评价、他人评价和测评结果进行概括性的小结。如"我是什么样的人?"——我是一个事业心强,注重个性发展的人。"我喜欢做什么?"——我喜欢从事能充分发挥个人能力的项目性质的工作。"我适合做什么?"——我善于从事与组织、策划、协调相关的工作。通过综合分析,得出希望未来从事哪个方面的工作。

3. 环境分析

环境分析主要分为外部环境分析和职业环境分析。外部环境分析主要包括家庭环境分析、学校环境分析、社会环境分析;职业环境分析主要包括行业分析、地域分析、企业分析和职业分析。

(1)外部环境分析。

1)家庭环境分析。从小生长环境的家庭气氛、家人关系、父母管教态度和亲友交往的亲疏程度等都会影响个体的个性、需求、人际关系和好恶。家庭环境包含经济状况、家人期望、家族文化等及其对个体的影响。

2)学校环境分析。校园文化环境对个体的影响是直接的、持续的、潜移默化的。学校环境包含学校特色、专业学习、实践经验等。

3)社会环境分析。社会环境分析就是对个体所处的社会政治环境、经济环境、法治环境、文化环境等宏观因素进行的分析。我们在做职业生涯决策前,要注意研究和分析现实的社会经济生活状况,结合自身专业特点和个人发展愿景,从中选择适合自己发展的职业。社会环境分析还包括就业形势、就业政策、竞争对手分析等。

(2)职业环境分析。

1)行业分析。行业分析是指对目前所在或将来想从事的目标行业的环境进行分析。行业分析包含行业发展现状及其发展趋势等。

2)地域分析。不同的地域环境带给人们的生活压力、心理压力不同,个人职业生涯发展的机遇也不同。我们应根据自身的实际情况去选择适合自己的地域环境。地域分析包含工作城市的发展前景、文化特点、气候水土、人际关系等。

3)企业分析。企业与个人的生涯发展息息相关。企业分析包含单位类型、企业文化、发展前景、发展阶段、产品服务、员工素质、工作氛围等。

4）职业分析。职业分析是对企业各类岗位的性质、任务、职责、劳动条件和环境以及员工应具备的资格条件所进行的系统分析与研究。职业分析包含职业的工作内容、工作要求、发展前景等。

4. 职业定位

SWOT 分析法又称态势分析法，运用到职业规划中，我们可以针对自身的优势（strengths）、劣势（weaknesses）、机会（opportunities）、威胁（threats）进行综合分析，帮助自己做好职业定位。

（1）优势及其使用。在个人职业规划中，如果能根据自身长处选择职业就比较容易事半功倍。职业规划的前提是知道自身优势是什么，并将自己的生活、工作和事业发展都尽力建立在这个优势之上。

（2）劣势及其弥补。每个人都要知道自己的劣势和自己最不喜欢做的事情。我们应善于发现自身的弱点，认真对待并努力克服，绝不能无视或规避，要对自我有一个全面的认识。

（3）机会及其利用。国家的快速发展为每个人提供了发展空间，信息技术的发展使人们能了解更多的信息，择业的双向选择带给我们更多自主选择的机遇。

（4）面临的威胁及其排除。人们要面对各种各样的威胁和挑战，虽然这些是无法控制的外部因素，但我们却可以弱化它的影响，通过改变自己，提高适应社会的能力，努力把挑战转化为动力，就会取得成功。

在职业规划中，职业目标一旦确定，我们就要根据职业发展的要求，有计划地提高自身的能力及学识水平。确定自己的职业生涯路线时应思考以下因素：职业目标、职业发展策略、职业发展路径。

5. 职业规划设计

明确自身现实状况与目标要求之间存在的差距，包括思想观念的差距、知识的差距和能力的差距等，找出缩小差距的方法策略，如加强学习、教育培训、实践锻炼等，寻找实现目标的途径，制定相应的具体行动措施。

（1）短期计划。短期计划一般指在校期间的计划，比如学业规划、生活成长规划、社会活动规划、职业素质与能力培养规划、职业资格证书考试规划等。短期计划的行动方案要求尽可能具体、详细、可行。

（2）中期计划。中期计划是指学校毕业后五年的计划，比如职场的适应，知识、人脉等方面的积累，职位升迁等。

（3）长期计划。长期计划是指毕业后十年以上的计划，比如工作、生活、身心健康等。

6. 评估调整

评估调整是指在实现职业目标的过程中有意识地收集相关信息和评价，不断地总结经验和教训，自觉地修正对自我的认知，适时地调整职业目标。"计划赶不上变化"，要对职业规划进行评估，修正职业规划目标，调整职业生涯策略，这样才能在激烈的择业竞争中赢得成功，走向辉煌。

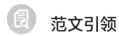 **范文引领**

## 例文

职业规划书

**个人基本信息**

姓名：×××　　性别：×　　年龄：××　　籍贯：××　　学校：××　　专业：××

**前言**

随着我国市场经济的推进，人们有了越来越多的选择职业的机会和越来越大的发展空间，但同时也面对着更大、更复杂的社会风险。在这个瞬息万变的时代里，要想获得事业的成功，就要及早树立职业规划的意识，明确职业发展方向，不断提高自己的职业素质，以适应社会职业发展的需要。

**一、自我分析**

结合自我认识、他人对自己的评价和人才测评报告等分析方法，对自己进行全方位、多角度的分析。

（一）职业兴趣

我的测评报告结果显示，职业兴趣前三项是××型（×分）、××型（×分）和××型（×分）。

我喜欢做一些高度有序的工作。我认为自己可以非常好地完成一些具体明确的工作，特别喜欢室内工作，善于将烦琐的事务安排得井井有条，喜欢和文字、数字打交道，爱好传统性的事务工作，喜欢照章办事，希望较快地见到自己的劳动成果。

（二）职业能力

我的测评报告结果显示，××能力得分较高（×分），××能力得分较低（×分）。

我有时间就会井井有条地探索观点、事件间的联系，面对复杂的情况能很快地找到解决办法，善于运用逻辑、分析归纳的方法。

（三）个人特质

我的测评报告结果显示，气质类型分别是××分、××分、××分、××分；性格类型分别是××分、××分。

结合对自己的认识，我认为自己适合做条理性强的工作。我不喜欢在工作中受到干扰或中断进度，乐于确认自己的表现是否符合预期计划，喜欢与同事保持正面关系并感到被他们所接受。

（四）职业价值观

我的测评报告结果显示，前三项是××取向（×分）、××取向（×分）和××取向（×分）。

1. 希望在工作中，自己所付出的努力与才智能够及时被同事领导所认可。

2. 希望有比较多的培训机会，从而更好地胜任自己的工作。

3. 希望所从事的工作在社会上的地位比较高。

4. 渴望对工作的付出和在工作方面取得的成绩能得到业界的认可。

5. 渴望在工作中有较充分的管理权力，从而可以自主把事物以自己的想法进行恰当安排。

6. 希望的工作内容是制订行动计划，指导大家共同努力。

（五）胜任能力

我现在处于一年级的学习阶段，对自己的优势和劣势总结如下。

优势：成绩良好，有着较强的学习动力和学习兴趣；做事认真、细致，有步骤、有计划；善于总结和分析事物并找到其中的联系和规律；生活习惯良好；喜欢阅读社科、文学方面的书籍；有着丰富的历史人文知识。

劣势：做事通常拘泥于程式，缺乏创新能力，对于计划外的突发事件往往显得手足无措；交际能力差；不善于单独行动，团队意识不强。

**自我分析小结：**

我性格比较内向，有时喜欢凭直觉做选择；做事认真细致，善于分析和总结事物；兴趣爱好非常广泛；希望能够在工作中独当一面。针对自身的劣势，要注意培养创新能力和团队意识，多向同学、朋友请教和学习，及时弥补不足。

**二、环境分析**

参考测评报告建议，并通过多种途径，对影响职业选择的相关外部环境、职业环境等进行较为系统的分析。

（一）外部环境分析

1. 家庭环境分析

我出生在一个温暖和谐的家庭，父母及其他家庭成员对我的期望是能够尽心尽力做好自己的事情。我希望通过奋斗和努力让自己更加出色，成为家人的骄傲。

2. 学校环境分析

我现在就读的学校是一所医药健康类职业院校，学校开设有健康与社会照护、康复保健、医疗器械制造与维修、药物制剂等21个专业，是"全国文明校园""全国职业教育先进单位"。我所学的专业是健康与社会照护。根据近年来经济社会发展的趋势和行业对毕业生的需求状况，我将来主要从事高端养老、医疗康复、社区服务等方面的工作。

3. 社会环境分析

我所学的专业适应"健康中国"的发展需要。我国现逐步进入老龄化社会，医药人才及健康服务管理人才供不应求，就业前景广阔。随着行业的发展，个人职业发展中的潜在竞争对手还在逐渐增多，如果我能一边学习专业知识，一边努力提高自身的技能水平，毕业后学历与技能的完美结合会使就业问题迎刃而解。

（二）职业环境分析

1. 行业分析（人职匹配分析）

"健康照护师"作为新职业，纳入了我国职业分类大典，这是我国家政服务业提质扩容的重要举措，使得化解"有老有小"家庭照护难题有了新途径。目前，我国医疗健康产业发展尚处于起步阶段，随着人口老龄化和社会发展，健康照护的社会需求将会越来越大，有机构研究预测 2030 年我国医疗健康产业市场规模有望达到 16 万亿元。

2. 地域分析（人城匹配分析）

准备选择到一、二线城市去发展。虽然到大城市工作对职业能力要求高，各方面要求严格，竞争力大，但更容易开阔眼界，积累工作经验，能够更快地提升专业技能。

3. 企业分析（人企匹配分析）

随着我国人口老龄化程度的不断加深，健康照护行业的就业方向正在逐渐扩展。在传统的医院和养老院之外，还可以在家庭、社区、康复中心、企业等多个领域工作，为不同人群提供专业的健康照护。

4. 职业分析（人岗匹配分析）

未来的服务对象主要是需要长期医疗照护的患者。我可以提供各种常规的护理、康复、生活等方面的服务，也可以为用户提供在线咨询、健康评估、医学检测等服务。随着技术的进步和医疗水平的提高，对健康照护师的专业要求也会逐渐提高，我还需要掌握更多的医疗知识和技能，以更好地服务于患者。

**环境分析小结：**

通过上述分析，我认为自己的职业选择与家庭的期望是相符的，家庭的支持为自己提供自信和自强的动力；与学校环境是相符的，我可以充分利用现有的学校条件、学习和实践资源，做好自己的职业准备；我所选择的职业其发展前景和职业环境都有利于个人的职业发展。

**三、职业定位**

结合自我分析及环境分析，得出本人职业定位的 SWOT 分析。

（一）优势因素（S）

1. 学习成绩优秀，学习积极性较高。

2. 专业技能水平较高，实践操作能力较强。

3. 善于观察、分析、总结事物。

4. 优势的使用：就业的重要砝码，能快速地适应工作岗位。

（二）劣势因素（W）

1. 不善于处理人际关系。

2. 拘泥于程式，不善于创新。

3. 团队意识不强。

4. 劣势的弥补：平时多与人打交道；培养创新能力，增强团队意识。

（三）机会因素（O）

1. 我国逐渐迈入老龄化社会，护理行业前景广阔。

2. 学校教学力量强。

3. 有适合自己的技能比赛和等级考试。

4. 机遇的把握：努力学习，掌握专业知识，提高专业技能；认真对待每一次考试，为就业增加砝码。

（四）威胁因素（T）

1. 课程难度大，取得高分具有一定的难度。

2. 专业技能需要进一步练习和实践。

3. 面试时会遇到各种问题与挑战。

4. 挑战的应对：提高学习效率，充分利用学习资源，熟练掌握专业知识；积极参加实践锻炼，提升专业技能；分析岗位需求与特点，面试之前准备充分的材料及应变策略。

**结论：职业定位**

职业目标：将来从事健康照护行业的相关工作。

职业发展策略：进入一线或二线城市养老机构。

职业发展路径：走专业技术路线或管理路线。

具体路径：校园学习—初级工—中级工—高级工/员工—团队负责人—公司管理人员。

## 四、职业规划设计

（一）短期计划（在校期间计划）

1. 时间跨度：××××年—××××年

2. 总目标：毕业时要学业有成

学好本专业所设置的课程，获得优异的成绩；在校期间加强技能训练，提高自己的专业技能水平；积极参加各种社团活动，提升自己的综合素养，为今后顺利就业打好坚实的基础。

3. 分目标

（1）一年级以适应学校生活为主。每门课的成绩要在80分以上，重视基础课程的学习，选择合适的社团，争取加入学生会，提升自身的职业素养。

（2）二年级以专业学习和掌握职业技能为主。每门课的成绩要在80分以上，加强专业课的学习和专业技能的练习，通过计算机等级考试和普通话等级考试，不断提高自己的职业能力。

（3）三年级以专业学习、技能训练、实习锻炼和升学考试为主。每门课的成绩要在80分以上，顺利通过专业技能考试，争取进入理想的实习单位。

（二）中期计划（毕业后五年的计划）

1. 时间跨度：××××年—××××年

2. 总目标：完成角色转变

从本职工作做起，努力奋斗，尽快完成从学生到员工的角色转变，更好地融入社会。树立终身学习的意识，注重知识积累、技能积累、人脉积累，争取在职位职称上有小的提升。

分目标：毕业后第一年要达到……毕业后第二年要达到……毕业后第三年要达到……毕业后第四年要达到……毕业后第五年要达到……。

（三）长期计划（毕业后十年及以上计划）

1. 时间跨度：××××年—××××年

2. 总目标：稳定发展

在已从事的职业上，加深对专门技术的掌握，增强统筹管理能力，积极参与项目制订与实施各环节，争取成为团队负责人。

3. 时间跨度：××××年—××××年

4. 总目标：事业有成

进入公司管理层，在行业内具有一定的知名度，从事行政、规划管理或业务指导工作。

分目标：毕业后第十年要达到……毕业后第二十年要达到……毕业后第三十年要达到……。

**五、评估调整**

职业规划是一个动态的过程，必须根据实践结果的情况以及诱因变化进行及时的评估与修正。

（一）评估的内容

自己的职业目标不会轻易改变，当出现更适合自身发展的情况时，会适当地调整发展路径。

（二）评估的时间

一般情况下定期每年评估规划，根据当时的情况进行更适合自身发展的调整。出现特殊情况，会随时评估并进行相应的调整。

**结束语**

天行健，君子以自强不息。职业规划是我对人生蓝图的一个勾勒，更是为自己人生的奋斗点燃一盏心灯。我用泰戈尔的诗句自勉："如果你在黑暗中看不见脚下的路，就把你的肋骨折下来，当作火把点燃，照着自己向前吧！"

 **拓展阅读**

职业规划书拓展阅读

 **思考与练习**

**一、填空题**

1. 职业规划书的主要内容包括_____、_____、_____、_____、_____、_____。

2. 职业规划书的特点有_____、_____、_____、_____。

## 二、简答题

职业规划设计中，自我分析的方法有哪些？

# 学习任务二　毕业论文

 **学习目标**

1. 知晓毕业论文的基本内容构成。
2. 掌握毕业论文的写作格式、要求和排版技巧。
3. 树立细致、严谨的治学观。

 **知识橱窗**

## 一、知识要点

毕业论文是学校毕业生所写的用来汇报对本专业某个问题的学习、探讨、研究的论说性文章。毕业论文是检验学生掌握本专业基础理论、基本技能的深、广度和全面运用所学理论、知识、技能开展科学研究，分析、解决问题的基本能力的一份综合性考卷。毕业论文的种类和特点见表4 – 2 – 1和表4 – 2 – 2。

表4 – 2 – 1　　　　　　　　　　　　毕业论文的种类

| 种类 | 说明 |
| --- | --- |
| 按内容性质和研究方法划分 | 可分为理论性论文、实验性论文、描述性论文和设计性论文 |
| 按议论的性质划分 | 可分为立论和驳论文 |
| 按研究问题的大小划分 | 可分为宏观论文和微观论文 |
| 按综合型的分类方法划分 | 可分为专题型论文、论辩型论文、综述型论文 |

表4 – 2 – 2　　　　　　　　　　　　毕业论文的特点

| 特点 | 说明 |
| --- | --- |
| 思想性 | 反映作者的世界观和方法论，在科学理论的指导下分析问题、解决问题 |
| 学术性 | 揭示研究对象的本质及其规律，并进行科学的表述 |
| 科学性 | 以科学理论和科研实践为基础，采取严谨的态度去探求未知，得出结论。立论要客观、正确；论据要可靠、充分；论证要符合逻辑，严密、有力；表述要严谨、准确 |
| 规范性 | 在格式上有固有的规定，并且这些基本格式趋向于统一，趋向于规范化、标准化 |
| 专业性 | 包括写作内容的专业性和读者的专业性。写作内容的专业性是指针对某一学科、某一问题的探究；读者的专业性是指读者群体为该学科相关专业人士或特定的对象 |

## 二、写作指南

毕业论文的基本格式和内容一般包括标题、摘要、关键词、正文、致谢、注释、参考文献等。

1. 标题

标题通常是对学术研究过程或成果的直接阐述，是论文内容的高度概括。要求确切、简洁、醒目、新颖。

从内容上看，毕业论文的标题有两种类型：一种是论点式标题，它直接反映作者对问题的看法，是毕业论文论点的概括，如《保健品市场呼唤理性消费》。二是论题式标题，它所反映的只是论文所要证明的问题或研究的对象与范围，不涉及作者的看法，如《连翘质量控制研究》。从形式上看，毕业论文的标题也有两种类型：一种是单标题，如上所示。另一种是双标题，主标题揭示论点或揭示论题，副标题对正标题加以补充、限制或说明，如《感冒了，吃什么药？——对××市感冒药市场的调查研究》。

2. 摘要

摘要是毕业论文要点的概述，是毕业论文的缩影，是一篇完整、简练、连贯的短文。摘要用来揭示论文的研究对象、研究目的、基本观点、成果及意义，主要起报道和检索作用。

摘要的写作要注意：应该用第三人称表述；表达简明，语义确切；通常只有一个段落；不对论文内容作诠释和评论；一般不出现数学公式和化学结构式，不出现插图和表格。

3. 关键词

关键词是从论文标题或内容中选取的能揭示论文主题和主要内容的单词或术语。关键词要具有代表性和概括性，通常需要 2~8 个。关键词是最具实质意义的检索语言，它为文献检索和资料查询提供方便。

4. 正文

正文一般包括前言、本论、结论 3 个部分。

（1）前言。前言是毕业论文正文的开端，承担着提出问题的写作任务，并让读者对论文的主体内容先有总的认识。可以在这部分说明研究这一课题的动机、意义、背景、方法；可以说明论文在所属领域的地位、论题的范围及所要达到的目标；可以对他人已有成果进行评价、发表自己的见解；可以简要回顾历史、揭示论文的分论点等。

前言一般不超过 500 字，起到引出作用就可以了。前言的写作要求提纲挈领、突出重点、言简意赅、开门见山、实事求是。

（2）本论。本论直接表述科研成果，是毕业论文的核心内容，承担着分析问题的写作任务。这一部分运用例证、引证、喻证、类比、对比、归纳、演绎等论证方法，有效地把论据组织起来，有力地证明论点。常见的结构形式有以下 4 种。

1）并列式：是将总论点分为若干分论点，分论点的论述具有独立性。分论点之间又是并列关系，它们从不同角度对总论点进行了论述。这种结构的优点是纲目清楚。其思路过程是将总论点分解或划分，形成分论，各个击破，再纳为整体，从而得出结论。

2）递进式：是将总论点分为若干分论点，分论点之间的关系是层层深入或逐步上升的，分论点的论述是由浅入深、由表及里的。这种结构的优点是符合人们认识事物的规律。其思路过程是将总论点分解为起点和发展，前一个问题总是后一个问题的前提，层层推进，最后获得结论。

3）过程式：是将研究过程作为整体结构。其思路过程是问题的发现、问题的研究实验、分析和总结，最后导出结论。

4）综合式：是兼用上述方式，根据文章内容表述的需要，灵活运用。

（3）结论。结论是毕业论文最终的归纳总结，它不是对本论的简单重复，而是作者在认识上更进一步的深化，是从全篇论文的全部材料出发，经过逻辑分析而得到的新的学术见解。

结论的主要内容有：论文的研究结果说明了什么问题；对前人的有关看法作了哪些否定、修改、发展、补充；解决了什么理论和实际问题；论文研究的不足之处或遗留未解决问题及解决这些问题的关键点和方向等。结论的写作应该准确精练、鲜明完整、客观公正、实事求是。

**5. 致谢**

致谢是对在论文写作或研究工作中给予帮助的人表示感谢。致谢的对象包括指导论文写作的教师；参加讨论或配合调查的人员；论文所采用的数据、图表、照片等相关材料的提供者；提出建议和提供帮助的其他人员。致谢的写作要简洁、真诚。

**6. 注释**

注释是论文作者对文中相关事宜所作的进一步说明。通常有两种情况需要注释：一是要解释文中出现的某些名词术语；二是注明在文中直接引用的文献的出处。注释采用"脚注"方式，在需要注释处标明序号，如［1］。

**7. 参考文献**

参考文献是指在文章写作过程中所参阅的文献资料。作者在写作前亲自阅读过这些文献资料，受其思想、风格等方面的启发以及潜移默化的影响。列出参考文献的作用是表示对他人成果的尊重；便于读者了解该领域的情况，为读者查阅文献提供线索；反映作者对本领域的历史和现状的了解程度，使读者相信论文水平，增加资料的可信度。参考文献的表述需要说明作者、题名、文献类型标识、出处、出版日期等内容。

参考文献类型标识如下。

常见文献类型：专著 M；论文集 C；报纸文章 N；期刊文章 J；学位论文 D；报告 R；标准 S；专利 P；析出文章 A。

电子类文献：数据库 DB；计算机程序 CP；电子公告 EB。

电子文献载体：磁带 MT；磁盘 DK；光盘 CD；联机网络 OL。

**范文引领**

**例文**

浅析抗生素临床合理应用*

**摘 要：** 抗生素广泛应用在临床治疗上，最初的时候可谓是患者治愈的福音，对于部分疾病治疗可以减缓疾病的加重和加速疾病的痊愈，还能应用在多种疾病上，因此大受医生喜好。随着抗生素的广泛使用，也产生了很多问题，滥用抗生素导致的副作用也十分明显，许多人使用抗生素产生过敏问题和耐受反应，之后治疗时抗生素的作用就不再十分明显，除此之外还有其他不良反应和后果。因此大众对抗生素的评价变得复杂起来，而医学界也十分重视抗生素的应用，不断发掘抗生素的更多功效以及安全使用范围。

**关键词：** 抗生素，临床问题，合理应用，解决措施

前　言

抗生素是临床治疗中十分重要的药，既有天然抗生素，也有之后为了针对特定疾病而研发的人工合成的抗生素，两者都为疾病治疗做出了巨大贡献[1]。……如何确保在安全有效的前提下运用抗生素成为刻不容缓的研究问题。

第一章　抗生素应用发展历程及使用原则

1. 抗生素应用发展历程

20世纪初各国就已开始抗生素的研究，在40年代初一位中国学者利用从发霉皮革上得到的青霉菌制出了青霉素，在40年代末美国一学者发现可用于治疗结核病的链霉菌，之后50年抗生素研究得到快速发展，这时已有近万种抗生素被发现，约百种抗生素可以应用到临床治疗[2]。

…………

2. 抗生素使用原则

…………

第二章　抗生素不合理使用的主要表现

1. 抗生素被滥用

…………

2. 抗生素用量不合理

…………

3. 抗生素种类选择不合理

…………

4. 抗生素联合使用不合理

…………

---

\* 因篇幅所限，教材对该论文作部分摘录，在格式、内容上起示例作用。

## 第三章 抗生素不合理使用原因分析

1. 医生专业素养水平不一

…………

2. 患者不合理的治疗要求

…………

3. 医生不明抗生素用药指征

…………

4. 不熟悉药物的理化性质和作用特点

…………

5. 用药剂量与不良反应

…………

## 第四章 促进抗生素合理应用的有效措施

1. 提升医生专业素养

…………

2. 正确看待抗生素作用

…………

3. 抗生素合并综合治疗

…………

4. 联合用药

…………

5. 合理选择有效药物

…………

## 第五章 结论

抗生素的发明在很大程度上造福了患者，但在还未充分认识阶段的滥用也带来了严重的负面影响，对此我们不应该全面禁止抗生素，而应对抗生素建立正确的认识，规范使用。想要抗生素得到安全有效应用，需要全社会的共同努力，一方面应该加强对抗生素的各方面研究，……。

### 致 谢

时光不语，岁月不居。毕业论文的顺利完成，标志着我的大学生活暂时告一段落。感谢温暖有爱的母校给我创造了优良的学习环境；感谢我的导师×××对该论文从选题到成稿全过程的悉心指导；感谢医药经贸系的领导和老师们，感谢班主任×××老师的信任和支持……；感谢我的室友们，有了你们的陪伴，我的校园生活才如此充实、学习才更有乐趣，特别感谢×××同学对论文提出的宝贵意见；感谢自己，虽然在学习过程中有过遗憾和懊悔，却从未轻言放弃。我将继续带着所有人的支持与厚爱勇往直前！

### 参考文献

［1］徐沣. 浅析抗生素发展及其应用［J］. 继续医学教育，2019（24）：336－338.

［2］盖壮健. 浅谈小儿呼吸内科临床中如何合理应用抗生素［J］. 中国农村卫生，

2021，13（18）：77－78.

·············

## 拓展阅读

扫描下方二维码，获取更多与本任务相关的知识。

毕业论文拓展阅读

## 思考与练习

### 一、填空题

1. 毕业论文的特点主要包括 _____、_____、_____、_____、_____。

2. 毕业论文的基本格式与内容一般包括标题、_____、_____、_____、致谢、注释、参考文献。

### 二、简答题

毕业论文的正文结构一般包括哪几个部分？有哪些写作要求？

---

# 学习任务三　求职信

---

## 学习目标

1. 掌握求职信的概念、写作格式与内容，准确分析求职信与一般书信的区别。
2. 能够撰写符合要求的求职信。
3. 树立求职信心，培养实事求是、诚信为人的求职心理。

## 创设情境

一年毕业季又到了，李然是××医药技师学院的医药经贸系药品营销专业应届毕业生，在校担任学习委员，成绩优秀，多次获得奖学金，同时还具有较强的语言组织和表达能力，曾在学校的演讲比赛中荣获第一名。他勤奋好学，考取了医药商品购销员证。听闻××大型医药公司来校招聘医药代表，李然特别想抓住这个机会成功求职。

假如你是李然，该如何写一封求职信打动用人单位而受到青睐呢？

 **明确任务**

认真梳理创设情境的各项要点，明确求职信的写作思路，完成应用文写作。

任务1. 根据所学知识，尝试说出求职信这一文体的应用场景。

任务2. 根据个人的认识情况，思考求职信的写作重点。

任务3. 根据创设情境相关要求，撰写求职信，完善并优化写作成果。

 **知识橱窗**

## 一、知识要点

求职信是求职者根据用人单位发布的用人信息，向用人单位介绍自己情况以求录用的专用性文书，这是一种私人对公并且有求于公的信函。根据求职书信的日常使用情况，一般可以分为两类：一类是被动求职信，一类是主动求职信。被动求职信并没有明确的求职单位，求职者根据自己所学专业、特长及用人单位通常的用人标准来写给具有同类性质的单位；主动求职信有目标明确的用人单位，根据用人单位相关岗位的用人标准，介绍自己的情况以期在用人单位谋求职位。求职信的特点见表4-3-1。

表4-3-1　　　　　　　　　　　　　　求职信的特点

| 特点 | 说明 |
| --- | --- |
| 针对性 | 写求职信的目的是让用人单位录用自己，需要重点阐述想要得到工作的缘由，在进行相关陈述时需要了解用人单位情况、自身条件与岗位要求匹配度等 |
| 自荐性 | 写求职信的过程中需要适当地表达自己，展示个人优势，主动向用人单位推荐自己 |
| 竞争性 | 求职就是竞争，用人单位与求职者之间是一个双向选择的关系，这是由择人与择业的双向选择机制所决定的 |

## 二、写作指南

求职信是寄给求职单位的，它与书信有相同之处，又有不同之处。一般来说，求职信属于书信范畴，其基本格式符合书信的一般要求。求职信由标题＋称谓＋正文＋敬语＋署名、日期＋附件构成。

1. 标题

标题一般写"求职信"或"自荐信"。

2. 称谓

求职信的称谓比一般书信的称谓正规一些。要按照不同单位类型选择不同的称呼，如国有企业、事业单位可称呼单位名称或单位人事处（组织人事处）。民营、私营或者合资独资企业可称呼尊敬的领导或者尊敬的××负责人。若根据用人单位招聘信息得知具体联系人，也可直接按对方职务名称进行称呼。

3. 正文

求职信的正文由导言＋主体＋结尾构成。

求职信的正文编排于称谓的下一行，每个自然段首行缩进两个字，段落两端对齐，回行顶格。

导言部分主要交代求职的缘由。也有求职信不需要写导言。

主体部分是行文的重点。需要向用人单位重点阐述你的学历、专业、特长、获奖情况、求职意向、联系方式等情况。目的是让用人单位了解你并且通过你的经历对你产生兴趣并发出面试邀请。

结尾部分应该诚挚地表达希望被用人单位录用的愿望，可以写上"期盼得到您的答复""望贵公司能给予一次面试机会"等。

4. 敬语

敬语可按照信函的格式，写"此致敬礼"。分两行写，"此致"前缩进两个字，"敬礼"回行顶格书写，"敬礼"二字后加感叹号。

5. 署名、日期

求职信末尾右下方标明个人姓名以及成文日期。

6. 附件

求职信一般要求同时寄出一些有效证件，如外语等级证书、计算机等级证书、获奖证书的复印件以及简历、近期照片等。最好有附件，这样方便求职单位审核，也给对方留下态度诚恳、做事认真的好印象。

## 三、注意事项

1. 突出个人能力

充分展现个人优势，突出个人能力。

2. 突出求职目的

可适当说明个人在求职过程中非常注重自身才能的发挥，力求为用人单位作出贡献，不单是考虑单位的薪酬情况。

3. 结合招聘条件表述

应根据招聘条件逐项如实表述个人情况。

4. 态度诚恳

应注意求职态度需诚恳、礼貌、不卑不亢。

## 范文引领

**例文一**

求职信

尊敬的领导：

　　您好！

　　感谢您百忙之中翻阅我的求职信，冒昧打扰，深感歉意！

　　我是一名即将从××医药技师学院中药专业毕业的学生。学院五年的教育，把我培养成了一个对人真诚友善，敢于承担责任，具备很强的环境适应能力，对待生活乐观积极，拥有吃苦耐劳精神的青年。

　　在校期间，我认真学习，掌握了中药制剂、中药炮制、中药鉴定、药用植物、中成药等相关知识，同时注重理论联系实际培养自己的动手能力。我积极参加学校组织的各项活动，能以集体利益为重，团结同学，热爱劳动。

　　实践是检验真理的唯一标准。一个人只有把聪明才智应用到实际工作中去，服务于社会、有利于社会，让效益和效率来证明自己，才能真正体现自身价值！我坚信，路是一步一步走出来的，只有脚踏实地，努力工作，才能做出更出色的成绩！

　　剑鸣匣中，期之以声。期望您能给我一个机会，我会用行动来证明自己。

　　最后，谨祝您身体健康，工作顺利。衷心祝愿贵单位事业发达、蒸蒸日上。

　　此致

敬礼！

　　附件（略）

×××<br>××××年××月××日

**例文二**

求职信

尊敬的领导：

　　您好！

　　作为××医药技师学院的一名护理专业的应届毕业生，我急切而真诚地期望成为贵院的一分子。

　　也许这样的请求过于突然和冒昧，但我唯求能最少地占用您的宝贵时间，以最简洁的语言使您了解我、欣赏我！

　　在学校学习期间，我打下了坚实的专业基础，深入探求并掌握了相关医学知识，通过了国家计算机等级一级考试。十几年的知识积累和三年的专业培养让我向成为一名合格的白衣天使的梦想走近，实习成绩与实践成果也充分证明了我能胜任护士这个光荣的岗位。

久闻贵院医师队伍实力雄厚，对员工要求严格，但我深知这正是医学事业高质量发展的源头，同样也是我仰慕贵院的重要原因。一个管理体制完备、医护人员素质好的医院正是我求学苦读的向往，是我梦想中的释放热情与施展才能的天空。我相信，进入贵院将是我开始工作生涯的无悔选择。

经年苦读，唯愿学有所成，恳请您给我一个展示自我的机会。

诚心切切，急盼您的佳音！

此致

敬礼！

附件（略）

×××

××××年××月××日

 **任务实施**

## 一、拟写提纲

| 标题 | 求职信 |
|---|---|
| 称谓 | 尊敬的领导：<br>非常感谢您在百忙之中翻阅我的求职信。…… |
| 正文 | 我是××学校××专业的毕业生，在校期间我努力学习各门课程，……（展示自身性格特点、能力、优势）<br>如今医疗行业正在蓬勃发展，我愿……如有机会与您面谈，万分感谢。 |
| 敬语 | 此致<br>敬礼！ |
| | 附件（略） |
| 落款 | 李然<br>××××年××月××日 |

## 二、起草正文

## 三、检查修改

关键点解析：

1. 正文内容要突出重点，展示个人能力。

2. 语言需注意措辞，做到不卑不亢。

3. 注意称谓、敬语、落款署名和日期等书写规范。

 展示评价

### 求职信

尊敬的领导：

　　非常感谢您在百忙之中翻阅我的求职信。在校园招聘会上，得知贵公司招聘医药代表，我诚挚地写了这封求职信，向您展示一个完全真实与自信的我，希望贵公司能接纳我成为其中一员。

　　我是××医药技师学院医药经贸系药品营销专业的应届毕业生，在校期间我努力学习各门课程，掌握了基本的医药知识，取得了良好的成绩，多次获得校奖学金，并通过个人努力考取了药品购销员证。

　　我是一个勤奋好学的人，在校期间曾在班级担任过学习委员，具有很强的组织和协调能力。我性格开朗，善于与他人沟通，在校期间荣获演讲比赛第一名。我的事业心和责任感使我能够面对任何困难与挑战。

　　如今医疗行业正在蓬勃发展，我愿加入其中，为医疗事业和贵公司发展作出自己的贡献。随信附上我的个人简历，如有机会与您面谈，万分感谢。

　　此致

敬礼！

　　附件（略）

李然

××××年××月××日

任务评价考核表

| 学习过程 | 评价要素 | 考核成绩 | | |
| --- | --- | --- | --- | --- |
| | | A 能够完成（8~10分） | B 基本完成（5~7分） | C 尚未完成（0~4分） |
| 课前自学 | 完成课前预习，了解求职信的写作要求 | | | |
| 获取信息 | 准确快速梳理并确定任务信息 | | | |
| 理论学习 | 学习思路清晰，主动回答问题 | | | |
| 任务实施 | 在教师的指导下，梳理求职信写作的相关要素，撰写求职信 | | | |
| 信息处理 | 采取头脑风暴等方式，归纳分析相关写作信息，优化活动成果 | | | |
| 展示分享 | 展示分享亮点，总结分析不足 | | | |

 **拓展阅读**

扫描下方二维码，获取更多与本任务相关的知识。

求职信拓展阅读

**思考与练习**

## 一、填空题

1. 求职信的特点有_____、_____、_____。
2. 求职信的结构一般包括_____、_____、_____、_____、_____、_____。

## 二、简答题

写作求职信应注意什么？

## 三、病例诊断

下面是一份求职信，在格式、内容和语言上都存在一些问题，请根据求职信的写作要求进行修改。

求职信

首先衷心地感谢您在百忙之中抽空翻阅我的简历。我是××医药技师学院医药经贸系药剂专业毕业生。

"世有伯乐，然后有千里马"，我诚挚地向贵单位做出自我推荐，殷切期望能成为贵单位药品调剂岗位的工作人员，有机会用自己的所学所长来服务于贵单位的发展。

在校期间，我系统、扎实地学习了专业课程、基础课程和实验课程，并能够利用所学知识开展药品调剂相关工作，具备了一名优秀毕业生所必备的理论素质和动手实践能力。并多次获得过学院×等奖学金，考取了××证书，具有熟练的计算机应用能力。

在××公司实习期间，工作积极，尽心尽责，认真守时，受到单位的好评。

在学校期间我还曾担任学生干部，很好地锻炼和提升自己应用知识的能力和组织协调能力，锻炼了自己的语言文字组织能力。

求学的经历使我练就了勇往直前的冲劲和坚韧不拔的意志，塑造了我热情乐观、稳重干练的性格。"共同的愿望，共同的期待"，若我能有幸成为贵单位中的一员，我将十分珍惜这次机会，竭尽全力奉献自己的才智与汗水！

×××

## 四、场景写作

喻可是××医药技师学院药剂专业的应届毕业生，她得知××医药公司正在招聘药剂专业的技术人员，非常想得到这份工作，你觉得她应该如何传递个人的求职信息给××医药公司从而获得这份工作呢？

请你根据以上情境材料，拟写一份求职信。要求格式规范，语言表达诚恳，符合求职信的写作要求。

## 思政点拨

### 爱因斯坦的四封自荐信

爱因斯坦大学毕业后，在一年多的时间里都没有找到一份哪怕是仅供糊口的工作。想想自己已经成年，而年迈的父亲却还在为他的生计而奔波劳累，爱因斯坦几乎绝望了！

有一次，爱因斯坦无意中在一本杂志上看到一则介绍德国伟大化学家奥斯特瓦尔德的文章，文章中把奥斯特瓦尔德称作是"科学伯乐"，因为他曾无数次发现并培养了许多科学人才。

爱因斯坦想到了向奥斯特瓦尔德自荐，于是他写了一封信给奥斯特瓦尔德，希望能在奥斯特瓦尔德身边谋得一份工作。但信寄出去后，过了好久都没有收到奥斯特瓦尔德的回音。爱因斯坦怀疑信件会不会在途中被邮局弄丢了，所以他在几天后给奥斯特瓦尔德寄了第二封自荐信，但与上封信一样也是石沉大海、毫无音讯！

"这究竟是怎么了？难道是地址有误吗？"爱因斯坦困惑极了，他再次详细地对照了奥斯特瓦尔德的实验室地址，发现自己并没有写错。

"就算是地址有误，邮局也会把信件退回来，这究竟是怎么了？"爱因斯坦心想可能是奥斯特瓦尔德忙于工作，一时没空拆信而搁在哪个角落里忘记了吧！于是爱因斯坦给奥斯特瓦尔德写了第三封信。这次他用了一张明信片，他心想，这样奥斯特瓦尔德总应该可以顺利看见这封信的内容了吧！

让爱因斯坦意想不到的是，这封明信片寄出去一个月后，依旧没有收到奥斯特瓦尔德的回信。

"奥斯特瓦尔德一定是太忙碌了！我必须为他节约更多的回信时间！"爱因斯坦心想。几天后，爱因斯坦又拿笔写了第四封信！这次，他不仅是再次采用明信片，而且还在明信片的反面，捎带上一个写着爱因斯坦自己地址的回信信封！

这连回信用的信封都捎上的第四封信寄出去以后，爱因斯坦满怀信心地足足等了一个多月，但是很遗憾，他同样没有收到任何回信，更不用说奥斯特瓦尔德能为他送上什么鼓励和帮助了！

就这样过了大半年，爱因斯坦刚准备写第五封求职信。一个清晨，在没有任何心理准备的情况下，邮递员敲开了他的家门，爱因斯坦收到了一封来自瑞士伯尔尼专利局的来信，邀请爱因斯坦就职于一个专门审查各种新发明的技术部门。

奥斯特瓦尔德与瑞士伯尔尼专利局并无任何瓜葛，却收到了瑞士伯尔尼专利局的邀请？爱因斯坦困惑了！

原来，在爱因斯坦寄出第一封信的前几天，奥斯特瓦尔德已经搬移了实验室，而爱因斯坦寄去的所有信件，都被塞进了原先实验室外那只已成摆设的邮箱里！奥斯特瓦尔德在这个实验室工作的时候，有一位年轻的助手，他在奥斯特瓦尔德搬移实验室之后就去了瑞士伯尔尼专利局工作。有一次那位年轻的助手在途经昔日工作过的实验室时，在那座空房子门口来回走了走，而正因此，爱因斯坦的所有信件才得以让人发现！更加让人无法置信的是，奥斯特瓦尔德的那位年轻助手，就是爱因斯坦的大学同学和朋友——格罗斯曼！

对于爱因斯坦的才华，格罗斯曼有绝对的了解。凭着这些信件，他向自己所在的专利局推荐了爱因斯坦，恰好当时专利局设立了一个专门审查各种新发明的技术职位，于是专利局迅速向爱因斯坦发来了邀请函。就这样，爱因斯坦终于凭着那四封自荐信，成功摆脱了待业的阴影。

爱因斯坦在之后的一生中，只要提起此事就不忘对格罗斯曼表示感谢。但同时他也会顺便说一句："努力从来不会白费，只要坚持，哪怕无法在这个枝头开花，但却能够在另一处叶下结出果实！"

[**点拨**] 求职过程中需要勇气与毅力，需要自信与大方，求职碰壁的事情常有发生，保持良好心态，不断提升自身能力，让自己成为一匹"千里马"，自然会遇上"伯乐"。我们在求职过程中要让求职信能吸引用人单位，在写作上就要做到求真务实、突出个性、措辞得体，充分展现自身的能力和优势，但要实事求是，不能夸大其词。求职是一个双向选择的过程，写好求职信是求职的重要途径，可以帮助你找到心仪的工作。

## 学习任务四　个人简历

 **学习目标**

1. 学习并掌握个人简历的基本内容及写作技巧。
2. 能根据自身情况制作一份有特色、适合自己的求职简历。

 **创设情境**

××医药技师学校将举行盛大的招聘会，作为该校五年制中药专业的毕业生，你马上就要离开美丽的校园，步入职场。在校期间你是一位品学兼优的好学生，多次获得奖学金，还获得过省级职业技能大赛中药炮制项目一等奖的好成绩。你想通过参加学校组织的这次招聘会，成功谋求一份医药代表的工作。

你将如何制作个人简历呢？

 **明确任务**

根据创设情境，制作一份个人简历。

任务 1. 罗列撰写简历所需的要素。

任务 2. 按照所学格式制作一份个人简历。

 ## 知识橱窗

### 一、知识要点

个人简历是个人对学习、工作生活经历有重点地加以概述的一种应用文书。简历的种类和特点见表 4-4-1 和表 4-4-2。

表 4-4-1　　　　　　　　　　　　　　简历的种类

| 种类 | 说明 |
| --- | --- |
| 时间型简历 | 时间型简历强调的是求职者的工作经历，大多数应届毕业生都没有参加过工作，更谈不上工作经历了，所以这种类型的简历不适合毕业生使用 |
| 功能型简历 | 强调的是求职者的能力和特长，不注重工作经历，因此对毕业生来说是比较理想的简历类型 |
| 专业型简历 | 强调的是求职者的专业、技术技能，也比较适用于毕业生，尤其是申请对技术水平和专业能力要求比较高的职位，该类型简历较为适合 |
| 业绩型简历 | 强调的是求职者在以前工作中取得过什么成就、业绩，对于没有工作经历的应届毕业生来说，该类型简历不适合 |
| 创意型简历 | 强调的是与众不同的个性和标新立异，目的是表现求职者的创造力和想象力。这种类型的简历不是每个人都适用，它适合于广告策划、文案、美术设计、从事方向性研究的研发人员等职位 |

表 4-4-2　　　　　　　　　　　　　　简历的特点

| 特点 | 说明 |
| --- | --- |
| 真实性 | 客观理性地总结个人经历与各项情况，做到真实、准确、不夸大、不缩小、不编造 |
| 正面性 | 填写正面的材料 |
| 精炼性 | 内容精炼，语言简洁，在大多数情况下，一两页就足够了，让招聘者在几分钟内看完，并留下深刻印象 |
| 美观性 | 排版美观，可适当增加一些个性化元素，吸引招聘者眼球 |

### 二、写作格式

以应届毕业生求职简历为例，简历的主要内容一般包括基本情况、教育背景、社会经验、获奖情况、求职意愿等，但简历的写法没有必要千篇一律，采用哪种形式，要因人而异，总目的就是向用人单位展示自己、推荐自己。

1. 基本情况

基本情况包括姓名、年龄（出生年月）、性别、籍贯、民族、学历、学位、政治面貌、身高、联系方式等。一般来说，个人基本情况的介绍越详细越好。

2. 教育背景

教育背景包括毕业院校、专业、获得的学位及毕业时间、学过的专业课程（可把详细成绩单附后），以及一些对求职有利的副修课程。

3. 社会经验

主要是担任社会工作的经历，有些用人单位比较看重你在课余时间参加过哪些活动，如实习、社会实践、志愿工作、学生会或团委工作、社团活动等。但不要列入与自己所找的工作毫不相干的经历。

4. 获奖情况

包括"优秀学生""优秀学生干部""优秀团员"及奖学金等含金量较高的荣誉，或者与职业相关的其他重要奖项。奖项的排序有两种：按时间排序；按奖项的重要性程度排序。

5. 求职意愿

即求职目标或个人期望的工作职位，表明你希望得到什么样的职位，以及你的奋斗目标，可以和自我评价等合写在一起。

### 三、注意事项

1. 内容上突出个性

把简历看作一份推销自我的广告，突出个人能力、成绩以及过往经验可以使你的简历更出众。写作时应该注意将本人具备的能力和所取得的成绩——列出，然后仔细分析你的能力并阐明自己能够胜任这份工作的理由。

2. 形式上与众不同

如果想在竞争中求职成功，将简历设计得与众不同，形式上不落窠臼，相信任何一位招聘者都会对别出心裁的简历感到眼前一亮。

3. 篇幅上短小精美

简历的篇幅最好不超过两页，要使招聘者在最短的时间内读到重要的信息。如果在校期间你有重大的学业成绩或担任过主要团体组织职务，可重点列出，实实在在的实践远比没有成果的虚衔更让人信服。

4. 表达上转劣为优

如果你是一个刚毕业的学生，年轻、缺乏相关职业的工作经历是你的劣势。写作时可以巧妙地转劣为优，例如当你欠缺工作经验时，可以在简历中强调"勤奋肯干，能够迅速掌握新技能"等。

5. 用词上力求精确

阐述能力、经验等要尽可能准确，不夸大也不误导，恰如其分地表达出所写内容与实际能力及工作水平相配。注意简历中不要有错别字。

**范文引领**

**例文一**

个人简历

**基本情况：**

| | |
|---|---|
| 姓　　名：李小华 | 性　　别：女 |
| 出生年月：1999 年 6 月 | 籍　　贯：×××  |
| 学　　历：本科 | 政治面貌：团员 |
| 电　　话：137××××××× | 电子邮箱：×××@××× |

**教育背景：**

2018 年 9 月—2022 年 6 月　××医科大学　药物制剂专业　本科学历　学士学位

主修课程：药物制剂技术、医药商品购销、中药制药技术、药品检测技术、生物制药工艺、药事法规概论、药理学、中药学、药剂学等

**社会经验：**

2018 年 9 月—2022 年 6 月　学生会学习部干事及部长

2019 年 4 月—2019 年 9 月　参加社区养老服务志愿者活动，为社区老人量血压

2021 年 1 月—2022 年 1 月　××市红十字会会员

2022 年 2 月—2022 年 6 月　××省××市益丰大药房担任实习店员

**获奖情况：**

2018 年 9 月—2022 年 6 月　获国家励志奖学金 1 次、一等奖学金 1 次、二等奖学金 2 次

2019 年 6 月　荣获学院第十届青春飞扬校园歌手大赛二等奖

2019 年 9 月　荣获校级"优秀共青团干部"荣誉称号

2020 年 4 月　荣获学院第二十二届技能节中医推拿项目二等奖

2021 年 3 月　荣获学院第二十三届技能节药品推荐项目一等奖

**自我评价与求职意向：**

本人性格开朗，做事稳重负责，讲究效率；待人热情、真诚，有较强的组织协调能力和团队精神，善于与人沟通。本人学习能力强，除医药专业知识外，还熟练掌握 Office、photoshop 等办公室软件，考取了 C1 驾照。本人乐观、积极向上，能够面对任何困难与挑战，坚信只要付出，就会有收获！希望能在××地区谋求一份医药代表类工作，月薪可面议。

**例文二**

个人简历

◆ **个人信息**

| | |
|---|---|
| 姓　　名：陈斌 | 出生年月：2000 年 11 月 |
| 民　　族：汉 | 籍　　贯：××× |

政治面貌：中共党员 　　　　　　　学　　历：本科

电　　话：138××××××× 　　　电子邮箱：×××@×××

#### ◆ 教育情况

2007.9—2013.6　××市实验小学

2013.9—2019.6　××市第一中学

2019.9—2023.6　××大学　药学院　药学系　中药学专业　本科学历　学士学位

#### ◆ 主修课程

无机化学、有机化学、分析化学、药理学、药物化学、天然药物化学、药物分析、药代动力学、药剂学、药事管理学、计算机应用、文献检索等。

#### ◆ 专业技能

英语水平：英语六级

计算机水平：计算机等级二级；熟练操作 Word、Excel 等 Office 办公软件；熟练掌握计算机操作系统

#### ◆ 社会经验

2021.7—2021.8　××医药有限公司　兼职医药代表

- 负责通过互联网或者电话向医务人员传递医药产品相关信息
- 协助项目经理收集、整理药品临床使用情况及医院需求信息

2022.7—2022.8　××生物医药有限公司　实习质检员

- 负责对药品的质量进行检验，对药品进行生物测定和理化检验
- 负责质量控制工作，及时将各项质检记录及相关资料进行整理、汇总
- 负责工作仪器的维护保养工作

2023.3—2023.6　××大药房医药连锁有限公司　实习营业员

- 负责药品摆放、清洁整理、标签价码对应等工作
- 接待顾客的咨询，了解顾客的需求并达成销售，连续 2 个月被评为"销售冠军"
- 协助店长处理客户投诉，制定投诉解决方案

#### ◆ 所获奖励

2020.2　荣获××大学 2019 年度二等学业奖学金

2020.6　荣获××大学"优秀团员"荣誉称号

2020.12　荣获××大学 2020 年度一等学业奖学金

2021.7　荣获××大学"优秀学生干部"荣誉称号

2022.3　荣获××大学第八届药学服务技能大赛药品推荐项目二等奖

2022.11　荣获第四届全国医药院校中药学专业大学生实验技能竞赛一等奖

2023.1　荣获××市"三好学生"荣誉称号

2023.2　荣获××大学"优秀实习生"荣誉称号

◆ **技能证书**

| 医药商品购销员证 | 中药调剂员证 | 药士 | C1 驾驶证 |
| 普通话二甲证 | 计算机二级 | 大学英语 CET6 | |

◆ **自我评价**

　　本人性格乐观开朗，积极向上，沟通能力较强，在校期间担任外联部主席，组织过大中小联谊交流会10余场，在为人处世及应变能力上得到了锻炼。学习上认真踏实，学习能力较强，能够较快接受新事物。实习工作中，积极主动，耐心细致，思想觉悟高，大局意识强，有责任心，团队合作能力强。

 **任务实施**

## 一、拟写提纲

**个人简历**

| 姓名 | | 性别 | | 出生年月 | | 一寸照片 |
|---|---|---|---|---|---|---|
| 民族 | | 政治面貌 | | 籍贯 | | |
| 毕业院校 | | | | 求职意向 | | |
| 专业一 | | | | 学制 | | |
| 专业二 | | | | | | |
| 联系方式 | | | | 电子邮箱 | | |
| 教育经历 | | | | | | |
| | | | | | | |
| 主修课程 | | | | | | |
| | | | | | | |
| 实践经验 | | | | | | |
| | | | | | | |

| 获奖情况 |
|---|
| |
| |
| 自我评价 |
| |
| |

## 二、起草正文

## 三、检查修改

易错点解析：

1. 出现文字、语法、标点等录入错误。

2. 条理不清，简历布局不合理，前后结构层次混乱、内容重复。

3. 所列信息虚假不真实。

4. 重点不突出，未展现出个人优势及职业胜任能力。

 **展示评价**

### 个人简历

| 姓名 | 林×× | 性别 | | 女 | 出生年月 | | 2000 年 7 月 | |
|---|---|---|---|---|---|---|---|---|
| 民族 | 汉 | 政治面貌 | 团员 | | 籍贯 | | ××× | 一寸照片 |
| 毕业院校 | ××省医药技师学院 | | | | 求职意向 | | 医药代表 | |
| 专业一 | 中药（中专） | | | | 学制 | | 5 年 | |
| 专业二 | 中药（高技） | | | | | | | |
| 联系方式 | 137××××××× | | | | 电子邮箱 | | ×××@××× | |
| 教育经历 | | | | | | | | |
| 2006 年 9 月—2012 年 6 月　　××市××县第一小学<br>2012 年 9 月—2018 年 6 月　　××市××县第二中学<br>2018 年 9 月—2023 年 6 月　　××省医药技师学院　中药专业　获得医药商品购销员证书、药士证书<br>2021 年 7 月—2024 年 6 月　　中国药科大学　药学专业　成人教育　本科 | | | | | | | | |
| 主修课程 | | | | | | | | |
| 中药鉴定、中医基础理论、中药化学、医药营销、非处方药、药事法规、中药与处方等 | | | | | | | | |
| 实践经验 | | | | | | | | |
| 2018 年 9 月—2023 年 6 月　　××省医药技师学院　18 级五年中药三班班长<br>2020 年 9 月—2023 年 6 月　　××省医药技师学院　学生会主席<br>2019 年 1 月—2019 年 10 月　　××医院推拿保健科临床见习<br>2020 年 7 月—2020 年 8 月　　××医药有限公司　兼职质检员<br>2021 年 7 月—2021 年 8 月　　××中医养生馆　兼职保健按摩师　曾被顾客评为"最喜爱的技师"<br>2023 年 1 月—2023 年 6 月　　××大药房医药连锁公司门店　实习营业员　曾连续 3 个月获"销售冠军" | | | | | | | | |
| 获奖情况 | | | | | | | | |
| 2018 年 9 月—2023 年 6 月　　荣获国家励志奖学金 1 次、一等奖学金 3 次、二等奖学金 2 次<br>2019 年 5 月　　荣获××省医药技师学院第十三届技能节比赛中药鉴定项目二等奖<br>2020 年 5 月　　荣获××省第十五届职业技能大赛中药炮制项目二等奖<br>2020 年 12 月　　荣获××省医药技师学院第二届"挑战杯"创业计划竞赛一等奖<br>2021 年 7 月　　荣获××省第十六届职业技能大赛中药炮制项目一等奖<br>2022 年 9 月　　荣获××市"三好学生"荣誉称号 | | | | | | | | |

| 自我评价 |
|---|
| 　　本人性格开朗、责任心强、诚实守信，富有团队合作精神和良好的沟通协调能力。专业理论课的认真学习，使我具备了药学的专业知识；丰富的实操经验，培养了我的动手与解决问题的能力；参与各种社会实践，增强了我的应变与人际交往能力。本人除具备扎实的专业知识外，还熟练掌握 Office、photoshop 等办公软件。 |

**任务评价考核表**

| 学习过程 | 评价要素 | 考核成绩 | | |
|---|---|---|---|---|
| | | A 能够完成<br>（8～10 分） | B 基本完成<br>（5～7 分） | C 尚未完成<br>（0～4 分） |
| 课前自学 | 正视自己的优势与不足 | | | |
| 获取信息 | 总结归纳个人信息 | | | |
| 理论学习 | 学习思路清晰，主动回答问题 | | | |
| 任务实施 | 结合自身情况，制作一份个人简历 | | | |
| 排版美化 | 添加个性化元素，优化成果 | | | |
| 展示分享 | 展示分享亮点，总结分析不足 | | | |

 ## 拓展阅读

扫描下方二维码，获取更多与本任务相关的知识。

简历拓展阅读

 ## 思考与练习

### 一、单项选择题

1. 求职信与个人简历_____附上个人的联系方式。

A. 可以　　　　　B. 不必　　　　　C. 必须　　　　　D. 应视具体情况决定是否

2. 大学生的求职简历主要突出的是个人的_____。

A. 工作能力　　　B. 工作业绩　　　C. 人生经历　　　D. 知识与技能

### 二、填空题

1. 个人简历具有_____、_____、_____、_____的特点。

2. 应届毕业生求职简历的主要内容常包括_____、_____、_____、

_____、_____等。

## 三、病例诊断

阅读下面简历，请根据简历的写作规范进行修改。

个人简历

姓　　名：陈媛

地　　址：昆明市中山三路×××

联　　系：130×××××××

求职意向：医药代表。

专业技能：2013 年 7 月毕业于××省医药学校医药经贸系。

所修课程主要有：英语、数学、语文、计算机原理与应用等，且在校期间学习成绩一直优秀。

工作经历：2020 年 6 月曾在×××公司担任摄影师，负责婚礼、商业活动有关拍摄工作。

社会活动：曾被评为"阅读之星"，并作为代表发表演讲。

其他情况：1995 年出生，未婚，能熟练运用各种现代办公设备，普通话水平较高，书写能力略逊。

爱　　好：旅游、打网球、摄影。

## 四、场景写作

小陈是××医药公司的医药代表，他已经在该公司工作了 10 年之久，现在由于家庭原因想更换一份工作。小陈是一个勤奋、踏实的人，×××中医药大学本科学历，工作期间连续 5 年获得年度"销售能手"的称号，有一定的客户资源，现谋求一份销售经理的职位，薪资要求面议。

请你根据以上材料，其他情况自行设定，帮助小陈制作一份求职简历。

# 学习任务五　述职报告

 学习目标

1. 梳理归纳述职报告的写作要点，学习并掌握述职报告的写作方法。

2. 能够读懂、分析、撰写述职报告。

3. 强化分析归纳能力、系统思维和责任意识，培养一丝不苟的职业态度。

**创设情境**

临近岁末，某健康养护中心发布了《关于撰写××××年度个人述职报告的通知》，要求全体职工围绕"德、能、勤、绩、廉"5个方面，对照本人岗位工作职责和任期目标进行全面客观总结。根据通知要求，述职报告要客观具体、实事求是、简明扼要，力戒空话、套话，字数在2 000字左右；同时强调本着对工作高度负责的态度，认真进行总结，查找工作中存在的突出问题，明确今后努力的方向，避免将个人述职报告写成部门工作总结。

若你是该中心负责人，如何撰写这篇述职报告？

 **明确任务**

认真梳理创设情境的各项要点，明确述职报告的写作思路，撰写述职报告。

任务1. 学习述职报告的写作要求。

任务2. 对照健康养护中心负责人的岗位实际，了解并梳理工作职责和任期目标。

任务3. 围绕"德、能、勤、绩、廉"5个方面，撰写述职报告，完善并优化写作成果。

 **知识橱窗**

## 一、知识要点

述职报告是各级各类任职人员向上级、主管部门或下属群众陈述任职情况、评议本人任职能力、接受上级领导考核和群众监督的一种应用文体，包括但不限于履行岗位职责以及成绩、缺点、问题、设想等，从而进行自我回顾、评估和鉴定。述职报告的分类和特点见表4-5-1和表4-5-2。

表4-5-1 述职报告的分类

| 分类 | 说明 |
| --- | --- |
| 从内容划分 | 可分为专题性述职报告、综合性述职报告、单项工作述职报告等 |
| 从时间划分 | 可分为年度述职报告、任期述职报告、临时性述职报告等 |
| 从表达形式划分 | 可分为书面述职报告、口头述职报告等 |
| 从报告主体划分 | 可分为领导个人述职报告、领导班子集体述职报告等 |

表4-5-2 述职报告的特点

| 特点 | 说明 |
| --- | --- |
| 自述性 | 述职人使用第一人称，自述在一定时期内履行职责的情况及工作实绩等 |
| 自评性 | 述职人依据岗位要求和职责目标作自我评估、自我鉴定、自我定性 |
| 报告性 | 述职人以被考核、要接受评议监督的公仆身份，履行职责做报告 |

## 二、写作指南

述职报告一般包括标题、前言、主体、结尾和落款，在实际应用中可结合具体情况对结构有所增删。

1. 标题

述职报告的标题有多种写法，可大致概括为单标题和双标题两种模式。

（1）单标题。一般包含职务、时间、文种等要素，也可根据实际有所取舍。由职务、时间、文种构成标题，如《××医药公司销售部经理×××年度述职报告》；由职务和文种构成标题，如《××医药公司总经理述职报告》；由时间和文种构成标题，如例文标题《××××年度述职报告》；只用文种名称作标题，如《述职报告》或《个人述职报告》。

（2）双标题。将内容的侧重点或主旨概括为一句话做标题，以年度和文种构成副标题，这就形成了双标题，如《良善济宏世，精湛医天下——×××年度述职报告》《大力践行科学监管工作理念，全面提升饮食用药安全水平——个人述职报告》。

2. 前言

述职报告的前言部分一般包括3个方面的内容：一是岗位职责，二是指导思想，三是概括评价。3个方面的内容都要略写，同时在写作中可以灵活处理，除岗位职责必不可少外，其他两个方面的内容可以有所取舍，也可安排在后面的主体部分或者结尾部分。

3. 主体

主体是述职报告的核心部分，主要报告有关工作情况和经验教训等，一般有3种写法。

（1）工作项目归类法。即把自己所做的工作按性质加以分类，如生产方面、销售方面、后勤方面等，一类作为一个层级依次阐述。自己主持做的工作和协助别人做的工作也要分开写，做出突出成绩和有开拓性进展的工作要重点写，一般性的工作和日常事务性工作要简写。

（2）时间发展顺序式。即把任期内的时间按先后顺序分成几个阶段来写。这种形式在任期述职报告中经常采用。因为任期时间较长涉及面广，所做的工作和存在的问题较多，所以将一个时期的主要工作按时间分段，这样也便于在各个阶段中详细叙述所取得的成绩和经验。

（3）内容分类集中式。这种形式是最常用的，一般分为主要工作、成绩效益、经验教训、存在问题和对策等几部分，例文《××××年度述职报告》采用的即为此种写法。

4. 结尾和落款

必要时可安排一个专门的结尾部分，对自己做一个基本的评价，也可以简要说明自己的一些体会或今后打算。这些内容如果前面已经说过，也可以不写结尾部分。最后一般要用模式化的结束语收束全文，常用的是"特此报告""请评议"等。结尾之后，签署姓名和成文日期。

## 三、注意事项

1. 实事求是，切忌华而不实

述职报告一定要讲真话、讲实话、讲心里话，既不要自吹自擂，也不要过分谦虚。作为一名合格的述职者，应排除私心杂念，正确处理好个人与集体、主观与客观的关系，分清功过是非，做到实事求是。在肯定自己成绩的同时，也要敢于承担责任，使述职报告真正体现出自己的德、能、勤、绩、廉等方面的实际情况。

2. 突出重点，切忌报流水账

述职者在动笔之前，要对平时工作进行筛选和整理，选择主要工作、抓住主要成绩来写，不要事无巨细，一概罗列。要将履行职责的过程、取得的成绩或出现的失误，以及对工作的认识表述出来，剖析工作失误的原因，对得与失做出客观公正的评价，真正体现述职者的道德素质、政治理论素质、工作实绩。

3. 情理相宜，切忌考虑个人

述职报告在叙事说事过程中，个人情感不要融入过多，以免造成不良影响。述职者要与群众面对面地交流，以坦诚的胸怀虚心听取各方面的意见。然而，有一些竞聘类的述职报告，述职者过多地考虑个人的利益，过于看重取得的成绩，热衷于锦上添花，缺乏面对错误和失败的勇气，这不仅脱离了群众，也严重违背了述职报告的宗旨。

4. 语言朴实，切忌虚饰浮夸

朴实之美历来备受人们推崇。述职报告的文体特征决定了它的语言必须自然质朴。述职者要有驾驭语言的能力，叙述时语言表达通俗易懂，多采用群众性语言直陈其意，决不哗众取宠。

 **范文引领**

例文

××××年度述职报告

各位领导、各位同事：

本人×××，现担任总公司办公室主任，兼任第一党支部书记，负责办公室行政业务及支部党建工作。一年来，在公司领导的正确领导和各部门同事的关心支持下，怀着对本职工作的无限热爱，积极投身办公室的各项党务、业务工作，圆满完成了党委和公司交办的各项任务。现报告如下。

**一、认真学习，不断提高自身素质**

办公室在公司工作中担负着承上启下、协调各方、参与决策、管理事务的重要职能。作为在公司工作多年的老同志，我深感责任重大，这就促使我必须与时俱进，加强学习，提高素质。因此，一直以来，我始终坚持从以下几个方面加强自身学习。

一是围绕适应环境加强学习。虚心向领导、同事请教，尽量熟悉各方面的业务工作，对各部门的工作做到心中有数。二是围绕吃透情况加强学习。根据不同时间节点公司的重点工作，加强上级文件学习，认真分析办公室工作存在的问题，为下一步开展工作打下坚实的基础。三是围绕服务全局加强学习。通过参与讨论起草各种计划和总结材料，学习研究公司重大决策部署，理顺了工作思路，明确了工作方向，使自己的工作能力随着业务发展不断提升。

## 二、端正思想，牢固树立"三种意识"

一是责任实干意识。我常常提醒自己，公司把我放在办公室主任的位置上，是组织的重用、领导的信任，唯有积极主动工作，实实在在地做点真事、实事，才能无愧于这一职位。二是艰苦奋斗意识。从某种意义上讲，办公室工作枯燥而烦琐，但我从未自怨自艾，始终把工作放在第一位，踏踏实实干好本职工作，让群众满意、让同事舒心、让领导放心。三是开拓创新意识。在各种日常工作中，我积极带领办公室同志查找问题和不足，提出了"快、勤、谨、亲、廉"的要求，不断改进工作方法，改革运行机制，简化办事程序，提高工作效率，使办公室的工作更加高效快捷，更加适应公司发展要求。

## 三、勤奋工作，坚持常抓工作成效

一是结合党史学习教育实际，要求办公室人员都将学习当成一种责任，做到自觉学、主动学、经常学，努力成为能够适应不同工作的"多面手"，促进自身素质的不断提高；二是结合"我为群众办实事"实践活动，针对人员变动情况及时对人员分工进行了重新调整，对公文办理、会务保障、新闻宣传等工作都制定出了详细的操作规范，避免了工作的随意性和盲目性，保障了办公室各项工作的高效运转；三是夯实内部运行体系，对公司交办的每一项工作都始终履职尽责、尽心尽力，努力做到工作有计划、日程有安排、活动有方案、处置有预案，时时刻刻把工作想细、做细，按时、保质、保量完成各项工作任务。

## 四、廉洁自律，始终保持公仆形象

任办公室主任以来，我始终注意从细微处加强自身修养，做到防微杜渐，保持高尚的道德情操和理想追求，自觉做到以下几点。

一是不该说的话不说，不该做的事不做，违法违纪的事情坚决抵制。二是言必信，行必果，说真话、办实事，用扎扎实实的工作成绩来取得领导的信任和大家的支持。三是认真落实党风廉政建设的具体要求，时刻保持头脑清醒，严格执行廉洁自律的有关规定，做到清清白白做人，明明白白做事。

## 五、存在的不足

多年来，我工作上勤勤恳恳、兢兢业业，得到了领导的认可和同志们的肯定，但同时也存在着一定的不足：一是虽然有一定的工作经验，但系统学习的机会不多，对网络、法律等知识研究不深；二是遇事有时不够冷静，说话缺乏艺术性；三是受办公室工作量的制约，深入分公司的机会比较少，对基层工作了解得不够。

## 六、下一步努力的方向

今后，我将更加严格要求自己，扎实工作，埋头苦干，努力争取更大的进步。一是学习上再加强，不断学习新知识，掌握新技能。二是工作方法再创新，以改进工作作风，提高办事效率。三是抽出时间深入一线，做好基层的服务和调研工作，并及时向公司领导汇报。

以上报告，请评议。

×××

××××年××月××日

📁 **任务实施**

## 一、拟写提纲

标题　　　　　　　　　　**××××年度个人述职报告**

前言　　　　本人……。按照工作分工，我负责……现向同志们作以汇报，请
　　　　　　评议。

　　　　　　一、在德的方面……

　　　　　　二、在能的方面……

　　　　　　三、在勤的方面……

主体　　　　四、在绩的方面……

　　　　　　五、在廉的方面……

　　　　　　六、存在的不足……

　　　　　　七、今后努力方向……

结尾和落款　　　　　　　　　　　　　　　×××

　　　　　　　　　　　　　　　　××××年××月××日

## 二、起草正文

### 三、检查修改

易错点解析：

1. 只论"功"不谈"过"

述职报告切忌只论"功"不谈"过"。述职报告谈完成绩，不妨也坦诚地梳理工作失误与不足，如果能提出破解之法自然最好，即使暂时没有解决之法，也表明你有直面失误与不足的勇气和改进的决心，更容易在听者心中获得加分。

2. 泛泛而谈，没有个性

工作述职切忌把过去的述职报告翻出来改改数据、从网上下载一些同类型岗位的述职报告移花接木。述职报告要把握好自己的角色定位，展现不同岗位的工作特色，注重与听者的交流与共鸣。

 **展示评价**

××××年度个人述职报告

各位领导、各位同事：

本人×××，因为工作的需要，去年9月服从组织安排，调入××健康养护中心担任党委书记、主任。按照工作分工，我负责中心党建、社区医疗、基层指导、客户服务、健康体检和传染病防控等工作。在工作上勤勤恳恳、任劳任怨，作风上艰苦朴素、务真求实，较好地完成中心年度各项工作。下面，我就自己工作、学习一年来的具体情况向同志们作以汇报，请评议。

#### 一、在德的方面

一直以来，本人自觉利用电视、网络、报纸、杂志等媒体关注国内国际形势，继续深入学习贯彻落实习近平新时代中国特色社会主义思想，坚持党建和业务工作两手抓、两手硬，在大是大非问题上与党中央保持一致。本人能够认真学习党的基本知识和有关政治思想文件、书籍，积极参加党委理论学习中心组的各种政治学习及教育活动，向广大职工宣传党的方针政策，时刻牢记为人民服务的宗旨，明白自己所肩负的责任；积极参与中心建设，在工作中起到模范带头作用，做广大职工的表率；同时，认真学习相关业务知识，注重团结领导班子成员和广大职工，思想作风端正，工作作风踏实，敢于坚持原则，求精务实，开拓进取，切实履行岗位职责，为促进中心"两个文明"协调发展做出了应有贡献。

**二、在能的方面**

根据工作职责、范围和上级主管部门的要求，一年来，本人注重围绕中心年度目标计划，将管理职能转变为服务职能，特别是按照二级甲等综合中心管理年活动的要求，认真领会有关文件精神，拟定工作方案，征求各方面的意见，同时深入部门熟悉环境、人员、技术结构、工作流程等，加强调查研究，充分发挥人的主观能动性和团队精神，共同完成复杂、繁重的工作任务，所涉及部门全年无医疗事故发生。此外，积极参与或组织维护公共卫生安全，配合卫生主管部门完成辖区内的突发公共卫生工作和基层业务指导，积极参与全区"互联网＋康养"体系的构建和维护，尤其是传染病的预防处置、基层康养机构医患关系的协调处理等。

**三、在勤的方面**

本人事业心、责任心强，工作认真、态度积极，雷厉风行、勇挑重担。一年来，本人坚持每周参加部门的交接班，协调、督促有关工作的落实。在管理工作中，本人坚持每天下沉部门了解实际情况、现场办公、听取部门工作情况汇报、研究工作安排，协助部门解决一些具体问题，重点放在提高健康照护质量和照护安全方面，坚持对康养制度的执行情况进行检查，争当"勤务兵"的表率。

**四、在绩的方面**

1. 使用 PDCA 循环管理模式，对中心护理质量、安全问题查找原因，杜绝隐患。每月定期组织质控小组成员对各病区的护理质量进行监督、检查，及时整理反馈质控意见并督促整改。

2. 围绕康养质量管理检查要求，根据临床实际及时修订、完善各类质量管理标准，首推患者身份确认、患者压疮及跌倒坠床各专项检查评价标准，重新修订腕带使用制度和无名患者身份确认制度，提高护理管理质量。中心在上半年市卫健部门检查评比名列二甲机构前茅，中心康养照护管理成绩得到检查专家的高度评价。

3. 针对重点人群的高危安全因素，如患者跌倒、坠床、压疮等，制定患者入院评估表格，及时评估，杜绝漏评、漏报。全年，中心各临床科室共上报压疮 106 例，43 例院外带入压疮，治愈 12 例，治愈率 27.9%，好转 22 例，好转率 51.1%，压疮护理总有效率94.3%，护理压疮管理总体到位有效。

**五、在廉的方面**

本人在作风上能遵章守纪、团结同事、务真求实、乐观上进，始终保持严谨认真的工作态度和一丝不苟的工作作风，勤勤恳恳、任劳任怨；在生活中发扬艰苦朴素、勤俭耐劳、乐于助人的优良传统，始终做到老老实实做人，勤劳简朴生活，坚持廉洁从业、廉洁行政，把廉洁自律落实到实际工作中，坚定期向班子汇报思想，时刻牢记党员的责任和义务。本人深知，自己事业的每一个进步与发展，都离不开上级党委的正确领导，离不开中心党政班子整体功能的有效发挥，更离不开中层干部和广大职工群众的理解、信任与支持。

## 六、存在的不足

由于本人调至中心时间较短、资历尚浅，在具体工作中经验不足，在个别工作落实上不到位；人员工作安排没有"人尽其才、才尽其用、用有所成"，工作中有时出现偏差；在理解执行有关政策文件精神方面，对标对表做得不够，在促进中心高质量发展方面尚有较大进步空间。

## 七、今后努力方向

第一，进一步加强理论学习，注重党性锻炼和修养，不断提高自身素质。把学习同调查研究结合起来，通过学习锻炼，全面提高作为中心领导干部的综合素质，进一步增强驾驭复杂局面、科学组织运筹的本领，使分管的工作谋求更大的突破和发展。

第二，强化开拓创新意识，抓住主要矛盾，找准工作的突破口。要始终围绕中心战略目标和决策，把握当前工作的主要矛盾和重点，集中精力抓大事，一抓到底，抓出成效。

第三，求真务实，转变作风，狠抓落实。一是要强化责任意识，要以对中心、对职工高度负责的态度，全身心地投入工作，以身作则，为人表率。二是不断加强和改进思想政治工作，密切联系群众，尊重、关心和依靠他们，调动他们的积极性，为中心发展献计出力。四是勤政廉洁，奉公守法，树立良好的党员干部形象。

同志们，我将把这次述职评议作为对我个人监督和帮助的一次极好机会，进一步总结经验，发扬成绩，克服不足，以更加饱满的工作热情，团结全体干部职工，开拓进取、克难奋进，为推进健康服务事业的改革与发展作出新的贡献。

×××

××××年××月××日

**任务评价考核表**

| 学习过程 | 评价要素 | 考核成绩 | | |
| --- | --- | --- | --- | --- |
| | | A 能够完成（8~10分） | B 基本完成（5~7分） | C 尚未完成（0~4分） |
| 课前自学 | 完成课前预习，了解述职报告的写作要求 | | | |
| 获取信息 | 准确快速梳理并确定任务信息 | | | |
| 理论学习 | 学习思路清晰，主动参与课堂互动 | | | |
| 任务实施 | 在教师的指导下，梳理述职报告写作的相关要素，根据要求撰写述职报告 | | | |
| 信息处理 | 采取头脑风暴等方式，按要求采用信息化技术等手段，优化活动成果 | | | |
| 展示分享 | 展示分享亮点，总结分析不足 | | | |

**拓展阅读**

扫描下方二维码，获取更多与本任务相关的知识。

述职报告拓展阅读

 **思考与练习**

## 一、填空题

1. 述职报告的写作结构可以分为_____、_____、_____和_____。

2. 述职报告的主要特点包括_____、_____、_____。

3. 述职报告最后一般要用模式化的结束语收束全文，常用的是_____、_____等。

## 二、简答题

写作述职报告有哪些注意事项？